看護師特定行為区分別科目研修テキスト

血糖コントロールに係る薬剤投与関連

制作：一般社団法人地域医療機能推進学会（JCHS）
監修：独立行政法人地域医療機能推進機構（JCHO）

MCメディカ出版

巻 頭 言

　独立行政法人地域医療機能推進機構（Japan Community Health care Organization：JCHO）（以下、JCHO）は、公的病院グループとして初めて、特定行為13行為10区分において、平成29年3月29日付けで厚生労働大臣が指定する研修機関に指定された。

　JCHOでは特定の看護分野において、高度な専門知識・技術を習得し、熟練した看護を提供すると同時に、看護職者のケア技術の向上に寄与することのできる優れた看護実践をもって地域医療、地域包括ケアに貢献できる看護師を育成することとした。

　今後、2025年に向けて、特定行為研修を修了した看護師は、急性期医療や慢性期医療、在宅医療等の各々の場での活躍が期待されており、こうした看護師を養成していくため、指定研修機関及び実習を行う協力施設の確保並びに受講者の確保について、計画的に取組を進めることが期待されている。

　そして、医療計画作成指針の見直しが行われ、特定行為研修についても、地域の実情を踏まえ、看護師が特定行為研修を地域で受講できるよう、指定研修機関および実習を行う協力施設の確保等の研修体制の整備に向けた計画について、実効性のある計画立案が求められている[1]。

　本書は、JCHOが実施する10の特定行為区分の学ぶべき事項を基に、学習内容を構成している。臨床現場で働く看護職にとって、実践的な知識をより深く理解できるように、各章にPOINTを示した。また、多くの図表やイラスト、画像を掲載し、臨床推論を活用して治療計画を推考できる演習事例も提示することで、特定行為研修における講義・演習・実習などにおいて幅広く活用できる内容とした。

　JCHOの指導者の多大な協力のもと、ご執筆・ご助言いただいたことは、本研修が看護職だけでは成立しない点において、職種を超えた最初の共同作業として研修の在り方への理解を深める観点からも大変意義深く、テキストという形に実を結べたことは喜ばしい限りである。

　これから特定行為研修を受講する多くの看護師の方々には、これまでの看護実践経

験を基盤に、その人らしい生活を送ることを望む患者の意思決定を支え、住み慣れた地域で安心して暮らしていくために必要な看護を実践するための、より高度な実践能力を身につけることを目指してほしい。

患者の一番近くでそばに寄り添うことができる看護師だからこそ、生活者の視点で病状の変化を観察すること、そして経過や現状のアセスメントをより深く行い、迅速かつ適切なタイミングで特定行為を看護として実施することを目標として、研修に取り組んで頂きたい。そして、本書が、患者の QOL の維持と向上に貢献するための知識と技術の習得の一助となれば幸いである。

本書が、患者・住民のニーズの多様化に即応し、さらに多様で幅広い活躍ができるよう、各看護師が将来展望を描くための拠りどころとなり、スキル向上とキャリア形成のための基盤として活用されることを願ってやまない。

JCHO における特定行為研修

JCHO は、地域医療・地域包括ケアの要として超高齢社会における地域住民の多様なニーズに応え、地域住民の生活を支えることを最大の使命としている。昨今の著しい医療の高度化・専門化に加え、疾病構造や地域社会が変容する中、急激に進む高齢化により地域住民のヘルスケアは多様化し、これまで以上に高い資質を備えた看護専門職者が強く求められている。

JCHO の 57 の病院は、全国のネットワークとして、高度急性期を担う大規模病院から一般急性期、回復、慢性期を担う中小規模病院および介護老人保健施設、訪問看護ステーション、居宅介護支援事業所など複合的な機能を持つ病院等、多種多様な施設を有している。このように JCHO は、多機能で、かつ高齢者ケアにおける高いポテンシャルを持っている。これらを強みとし、本研修制度を積極的に活用することで、地域医療・地域包括ケアの要となる看護人材を育成し、地域住民の多様なニーズと期待に応え、時代が求める地域包括ケアの推進に看護の力で貢献する方向を見出している。

JCHO は一般病床に加えて、回復期・慢性期の病床、介護老人保健施設、訪問看護ステーションを有しているため、患者の多様なニーズに応えるためには在宅への早

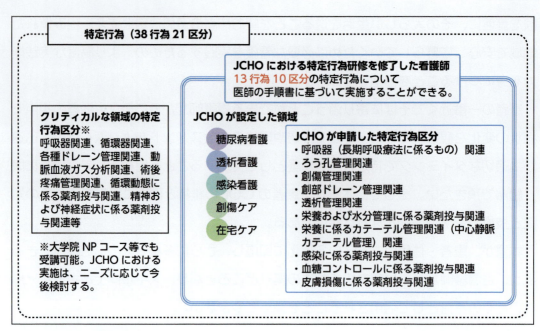

図．JCHO特定行為研修の概要

表．JCHO特定行為研修　領域と区分

●特定行為区分	●領域				
	【糖尿病看護】	【透析看護】	【感染看護】	【創傷ケア】	【在宅ケア】
栄養および水分管理に係る薬剤投与関連	必修	必修	必修	必修	必修
創傷管理関連	選択	選択	選択	必修	必修
血糖コントロールに係る薬剤投与関連	必修	選択			必修
感染に係る薬剤投与関連			必修	選択	選択
透析管理関連	選択	必修			
ろう孔管理関連				選択	選択
創部ドレーン管理関連				選択	
栄養に係るカテーテル管理（中心静脈カテーテル管理）関連			選択		
呼吸器（長期呼吸療法に係るもの）関連					選択
皮膚損傷に係る薬剤投与関連				選択	
	4区分	4区分	4区分	6区分	6区分

期移行と在宅療養を維持するための支援が重要であり、慢性疾患のコントロールや重症化予防等において高度な看護実践能力を発揮するために必要な特定行為の習得が求められる。

　特定行為研修は、特定行為を身につけるためのものではなく、病態の変化および疾患を包括的にアセスメントする能力や、治療を理解し、安全に医療・看護を提供する能力を身につけるためのものであり、看護を基盤に、さらに医学的知識・技術を強化

することが可能である。特に、JCHO 病院が地域医療の場で、看護師が「治療」と「生活」の両面から、患者の状態に合わせたより迅速な対応ができることを重点的に強化するために、糖尿病看護、透析看護、感染看護、創傷ケア、在宅ケアの 5 領域を設定（**図**）し、関連する 10 の特定行為区分（**表**）を組み合わせて研修を実施している。

2018 年 7 月

一般社団法人　地域医療機能推進学会（JCHS）
独立行政法人　地域医療機能推進機構（JCHO）

引用・参考文献

1. 平成 29 年 8 月 18 日付け厚生労働省医政局看護課通知「医療計画における看護師の特定行為研修の体制の整備について」

編者・執筆者一覧

監修

内野直樹　　JCHO 本部 総合診療医・病院経営担当理事

中野　恵　　前 JCHO 本部 医療・看護・介護・地域包括ケア担当理事

編者

関根信夫　　JCHO 東京新宿メディカルセンター 院長

執筆者

関根信夫　　JCHO 東京新宿メディカルセンター 院長

　　　　　　……1 章 7、2 章 1〜4、1、2 章演習事例（共同執筆）

山秋直人　　JCHO 金沢病院 統括診療部 内科診療部 内科医長

　　　　　　……1 章 1、2、3、4、5、6、8

山地陽子　　JCHO 東京新宿メディカルセンター 看護部副看護師長／糖尿病看護認定看護師

　　　　　　……1 章 7、2 章 1〜4、1、2 章演習事例（共同執筆）

執筆協力

荒井香映　　JCHO 金沢病院 看護部看護師／糖尿病看護認定看護師

看護師特定行為区分別科目研修テキスト

血糖コントロールに係る薬剤投与関連

Contents

巻頭言……2
編者・執筆者一覧……6

1章 共通して学ぶべき事項

1 糖尿病とインスリン療法に関する局所解剖 …………………………………………… 14
膵臓の構造……14
糖代謝とインスリン……15
　① 糖尿病とは　15
　② 糖尿病の病態　15
　③ 糖尿病の成因分類（後述）　15
インスリン製剤の吸収機序……15
インスリンの注射部位の差異による吸収速度の変化……16

2 糖尿病とインスリン療法に関する病態生理 …………………………………………… 17
糖尿病の成因分類……17
　① 急性発症 1 型糖尿病　18
　② 緩徐進行 1 型糖尿病　18
　③ 劇症 1 型糖尿病　18
　④ 参考　18
1 型糖尿病と 2 型糖尿病の特徴……19
糖尿病の病態による分類と特徴……19
2 型糖尿病における膵 β 細胞機能不全……20
　① 生理的なインスリン分泌パターン（日内変動）　21

3 糖尿病とインスリン療法に関するフィジカルアセスメント ………………………… 22
急性期におけるフィジカルアセスメント……22
　① 身体所見　22
　② 問診による情報収集　23
慢性期におけるフィジカルアセスメント……23
　① インスリン注射を継続する能力の把握　24

4 インスリン療法の目的 ……………………………………………………………… 25

5 糖尿病とインスリン療法に関する検査（インスリン療法の導入基準を含む）……… 27
インスリン療法の絶対的適応……27
インスリン療法の相対的適応……28
インスリン分泌能の指標……28
　① インスリン分泌指数（Insulinogenic Index）　28
　② インスリン依存状態の目安　28
　③ CPR インデックス（CPI）　29
　④ グルカゴン負荷試験　29
インスリン抵抗性の指標……29

6 インスリン製剤の種類と臨床薬理………………………………………………… 30
インスリン作用時間による分類……30
　① 超速効型インスリン（アナログ）製剤　30
　② 速効型インスリン製剤（R）　31
　③ 中間型インスリン製剤（N）　31
　④ 混合型インスリン製剤（Mix）　31
　⑤ 配合溶解インスリン製剤　31
　⑥ 持効型溶解インスリン（アナログ）製剤　31
剤型による分類とペン型注入器……31

7 各種インスリン製剤の適応と使用方法…………………………………………… 35
インスリン療法の実際……35
インスリン注射回数と使用する製剤……36
　① 1 日 1 回法　37
　② 1 日 2 回法　38
　③ 1 日 3 回法　38
　④ 1 日 4 回法　39
　⑤ その他　39
製剤の選定……39

8 各種インスリン製剤の副作用……………………………………………………… 41
薬剤の特性に起因するリスク……41
　① 低血糖　41
　　（1）低血糖のリスク因子　41 ／（2）高齢者や自律神経障害合併例での低血糖　41
　② 注射によるインスリンボール（脂肪増生）や皮下組織の萎縮　42
　③ インスリンアレルギー　42
デバイスの特性・管理不備に起因するリスク……42

① インスリン製剤保管の適温　42

② 遮光環境での保存　42

③ カードリッジ内への空気混入　43

患者の手技に起因するリスク……43

■演習事例　各種インスリン製剤の適応と使用方法……44

2章 特定行為ごと学ぶべき事項　インスリンの投与量の調整

1 病態に応じたインスリン製剤の調整の判断基準 ……………………………………… 50

インスリン療法投与量の調整法……50

① 前向き調節法　50

(1) インスリンスライディングスケール法　50 ／ (2) カーボカウント法　51

② 後ろ向き調節法（アルゴリズム法）　51

(1) 責任インスリン方式　51 ／ (2) "責任インスリン" の設定　52 ／

(3) 調整時の注意点　53

1 型糖尿病におけるインスリン量の調整……54

2 型糖尿病におけるインスリン量の調整……54

年齢に応じたインスリン量の調整……54

2 病態に応じたインスリンの投与量の調整のリスク（有害事象とその対策等）……… 56

「スライディングスケール法」による調整の問題点……56

「カーボカウント法」による調整……57

「責任インスリン方式」による調整……57

シックデイにおける対応……58

3 外来でのインスリン療法と入院の適応 ………………………………………………… 59

外来でのインスリン療法の実際……59

① 外来におけるインスリン療法の導入　59

② 外来インスリン療法中のインスリン量の調節　59

入院の適応……60

① 糖尿病ケトアシドーシス（DKA）・高浸透圧高血糖症候群（HSS）　60

② 血糖コントロール悪化の原因精査　60

③ 高齢者　60

④ 入院のメリット　61

(1) 自己注射・SMBG 手技の習得　61 ／ (2) インスリン量の調整　61 ／

(3) 糖尿病治療方針の（再）検討　61 ／ (4) 糖尿病合併症の精査・加療　61

⑤ 入院のデメリット　62

4 インスリン療法に関する患者への説明 ………………………………………………… 63

血糖値を調節するインスリン（患者への説明例）……63

インスリンの使い方（患者への説明例）……63

インスリン療法の実際（患者への説明例）……63

① インスリン分泌パターンの再現　63

② 高血糖による悪循環　64

③ インスリン注射の種類　64

④ 注射薬の使い方　64

⑤ 低血糖について　66

⑥ 体調が悪い時　66

　（1）シックデイ時の対応　67／（2）シックデイ時の薬物療法の判断　67／

　（3）基本的な考え方　67

⑦ インスリン製剤の保存　67

　（1）未使用のインスリン製剤　67／（2）使用中のインスリン製剤　67

⑧ 使用後の針等の処分　67

インスリン療法中の食事療法や運動療法（患者への説明例）……68

① 糖尿病の治療の基本　68

② インスリン療法中の食事療法　68

③ インスリン療法中の運動療法　68

血糖測定（患者への説明例）……68

■演習事例…①低血糖患者の対応……69／②入院後、高血糖が持続する患者の対応……73

資料編 特定行為に係る看護師の研修制度の概要……………………………………81

用語解説

インスリン作用 ・・・・・・・・・・・・・・・・・・・・15	インスリンカラーコード（識別色）とタクタイルコード・・ 30
（糖尿病の）成因と病態 ・・・・・・・・・・・・・・17	インスリンボール ・・・・・・・・・・・・・・・・・ 42
糖毒性（Glucose toxicity）・・・・・・・・・・・・ 20	CGM（Continuous Glucose Monitoring）／
フィジカルアセスメント・・・・・・・・・・・・・・ 22	FGM（Flash Glucose Monitoring）・・・・・・・・・・・ 59
SU薬 ・・・・・・・・・・・・・・・・・・・・・・・・ 25	

血糖コントロールに係る薬剤投与関連

科目概要

　医師の指示の下、手順書（スライディングスケールは除く）により、身体所見（口渇、冷汗の程度、食事摂取量等）及び検査結果（血糖値等）等が医師から指示された病状の範囲にあることを確認し、インスリンの投与量の調整を行う。

1章 特定行為区分に含まれる特定行為に 共通して学ぶべき事項

到達目標

- 多様な臨床場面において当該特定行為を行うための知識、技術及び態度の基礎を身につける。
- 多様な臨床場面において、医師又は歯科医師から手順書による指示を受け、実施の可否の判断、実施及び報告の一連の流れを適切に行うための基礎的な実践能力を身につける。

1 糖尿病とインスリン療法に関する局所解剖

2 糖尿病とインスリン療法に関する病態生理

3 糖尿病とインスリン療法に関するフィジカルアセスメント

4 インスリン療法の目的

5 糖尿病とインスリン療法に関する検査（インスリン療法の導入基準を含む）

6 インスリン製剤の種類と臨床薬理

7 各種インスリン製剤の適応と使用方法

8 各種インスリン製剤の副作用

演習事例 各種インスリン製剤の適応と使用方法

1 糖尿病とインスリン療法に関する局所解剖

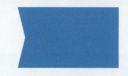

Point

- 膵臓の構造と分泌されるホルモンについて。
- インスリンが皮下注射されてからの吸収機序。
- 注射部位の差異による吸収速度の変化。

膵臓の構造（図1）

膵臓の内分泌組織はランゲルハンス島と呼ばれ、膵臓全体の1〜2%に相当し、膵尾部に多い。ランゲルハンス島は主要な4つのペプチドホルモンを産生・分泌する細胞から構成される。

①グルカゴン（α細胞）
　肝臓におけるグリコーゲン分解・糖新生促進・ケトン体合成、脂肪の分解促進

②インスリン（β細胞）
　肝臓におけるグリコーゲン合成・糖新生抑制、骨格筋への糖取り込み、脂肪・体蛋白の分解抑制

③ソマトスタチン（δ細胞）
　インスリン・グルカゴンの分泌抑制

④膵臓ポリペプチド（pancreatic polypeptide：PP細胞）
　消化酵素の調節

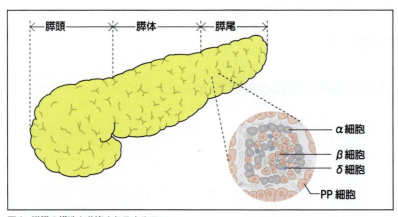

図1．膵臓の構造と分泌されるホルモン

糖代謝とインスリン

1 糖尿病とは

インスリン作用不足による慢性の高血糖状態を主徴とする代謝症候群である。

2 糖尿病の病態

インスリン分泌の量的・質的（速やかな分泌が起らないなど）不足（インスリン分泌不全）または、インスリン作用の障害（インスリン抵抗性）によって、インスリンの供給と各組織での需要バランスが崩れ、血糖値の上昇をもたらす。

3 糖尿病の成因分類（後述）

糖尿病は1型糖尿病、2型糖尿病、その他、妊娠糖尿病と成因によって分類されるが、インスリン作用不足が進行し、糖質代謝異常の是正にインスリン注射が必要不可欠な状態（インスリン依存状態）になることがある（後述P17）。

> **用語解説**
>
> **インスリン作用**
> インスリンは膵ランゲルハンス島β細胞で生成・分泌され、門脈から肝臓へ達し、肝静脈を経て全身の細胞に送られる。インスリン感受性のある肝臓・骨格筋・脂肪組織などでブドウ糖の細胞内への取り込み、エネルギー利用や貯蔵、タンパク質・脂肪の合成に関わる。結果、血糖低下作用を発揮する。また、細胞の増殖などを促進する作用もある。

インスリン製剤の吸収機序（図2）

速効型（超速効型）インスリン製剤は注射シリンジ内では6量体というインスリン分子が6つ集まった形となっている。皮下注射されたインスリンは6量体から3つの2量体、そして6つの単量体と解離するにつれて毛細血管へ吸収されやすくなる。

超速効型インスリンは皮下注射後速やかに解離するため、速効型と比較して速やかな吸収・効果発現が可能となっている。

これに対し、持効型インスリンは皮下注射後に一時的に結晶化したり、6量体同士が結合したダイヘキサマー構造を形成したりする。さらにダイヘキサマーはアルブミンと結合し、ダイヘキサマー同士がマルチヘキサマーを構成することもある。これらの構成物がゆっくりと解離し、単量体を持続的に生み出すことによって、長い作用時間を可能にしている。

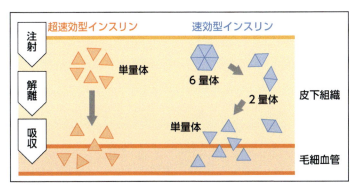

図2. 皮下注射後のインスリン吸収過程

インスリンの注射部位の差異による吸収速度の変化

インスリンは注射部位（**図3**）によって吸収速度に違いがあり、腹壁→肩・上腕→臀部→大腿の順番に吸収が早い。

通常は、インスリン皮下注射による脂肪組織萎縮や硬結を防止するために2～3cmずつずらして注射する。

入浴や運動（上腕部や大腿部へ注射の際）によって吸収が早まり低血糖を誘発することがあるので注意する。

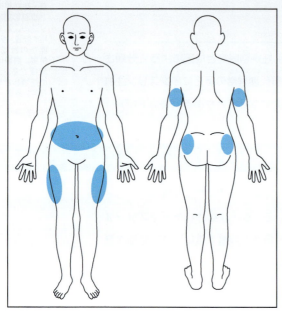

図3. インスリン皮下注射に適した部位

2 糖尿病とインスリン療法に関する病態生理

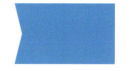

Point

- 糖尿病は**成因と病態**の両面から分類される。
- 1型糖尿病と2型糖尿病の特徴を理解する。
- 2型糖尿病におけるβ細胞機能不全。

糖尿病の成因分類

糖尿病の成因分類を**表1**に示す。

また、1型糖尿病は成因別に自己免疫性と特発性に分類され、さらに発症様式によって急性発症、緩徐進行、劇症の3つに分類される。

用語解説

（糖尿病の）成因と病態
診断が確定しても病態は多彩な組み合わせである事を忘れないこと。劇症1型糖尿病や急性発症1型糖尿病の場合、2型糖尿病でもインスリン分泌能が低下している場合にはインスリンの使用をためらわないことが重要。

表1 ■ 糖尿病の分類

1. 1型糖尿病
膵β細胞の破壊、通常は絶対的インスリン欠乏に至る。 　A．自己免疫性（GAD抗体など自己抗体が証明される） 　B．特発性
2. 2型糖尿病
インスリン分泌低下を主体とするものと、インスリン抵抗性が主体で、それにインスリンの相対的不足を伴うものなどがあり、病態は多様である。
3. その他の特定の機序、疾患によるもの
A．遺伝因子として遺伝子異常が同定されたもの 　　①膵β細胞機能にかかわる遺伝子異常 　　②インスリン作用の伝達機構にかかわる遺伝子異常 　B．ほかの疾患、条件に伴うもの 　　①膵外分泌疾患 　　②内分泌疾患 　　③肝疾患 　　④薬剤や化学物質によるもの 　　⑤感染症 　　⑥免疫機序によるまれな病態 　　⑦その他の遺伝的症候群で糖尿病を伴うことの多いもの
4. 妊娠糖尿病

❶ 急性発症 1 型糖尿病

膵島関連自己抗体（GAD抗体など）が陽性であることが多く、大半が自己免疫機序により発症すると考えられている。一般的に高血糖症状出現後3か月以内にケトーシスやケトアシドーシスに陥り、インスリン療法を必要とする。

❷ 緩徐進行 1 型糖尿病

定義上、膵島自己抗体陽性が前提のため自己免疫性に分類される。当初2型として治療されているケースも多く、本症と診断されてもケトーシスやケトアシドーシスに至っていることは少ないが、インスリン分泌不全の存在やその後の経過をふまえ、インスリン療法の導入を遅らせないことが肝要である。

❸ 劇症 1 型糖尿病

原因は未だ特定されていないが、極めて短期間にインスリン分泌の枯渇が生じる。多くは高血糖症状出現後1週間前後でケトアシドーシスに陥るため、血糖値に比してHbA1cが比較的低値であることが特徴である。直ちにインスリン療法を必要とする。

❹ 参考

劇症1型糖尿病診断基準（下記のすべてを満たすものを劇症1型糖尿病と診断する）。

①糖尿病症状発現後1週間前後以内でケトーシスあるいはケトアシドーシスに陥る
②初診時の（随時）血糖値 ≧ 288mg/dL かつ HbA1c<8.7%
③発症時の尿中Cペプチド<10 μg/日、または空腹時血中Cペプチド<0.3ng/mL、かつグルカゴン負荷後（または食後2時間）血中Cペプチド<0.5ng/mL

1 型糖尿病と 2 型糖尿病の特徴

1 型糖尿病と 2 型糖尿病の特徴を**表 2** に示す。

糖尿病の病態による分類と特徴

糖尿病の病態による分類と特徴を**表 3** に示す。

表 2 ■糖尿病の成因による分類と特徴

分類	1 型	2 型
発症機構	主に自己免疫を基礎にした膵 β 細胞破壊。HLA などの遺伝因子に何らかの誘因・環境因子が加わって起こる。ほかの自己免疫疾患（甲状腺疾患など）の合併が少なくない。	インスリン分泌の低下やインスリン抵抗性をきたす複数の遺伝因子に過食（とくに高脂肪食）、運動不足などの環境因子が加わってインスリン作用不足を生じて発症する。
家族歴	家系内の糖尿病は 2 型の場合より少ない。	家系内血縁者にしばしば糖尿病がある。
発症年齢	小児〜思春期に多い。中高年でも認められる。	40 歳以上に多い。若年発症も増加している。
肥満度	肥満とは関係がない。	肥満または肥満の既往が多い。
自己抗体	GAD 抗体などの陽性率が高い。	陰性。

（日本糖尿病学会編著．糖尿病治療ガイド 2018-2019．東京．文光堂，2018，16 を改変）

表 3 ■糖尿病の病態による分類と特徴

病態	インスリン依存状態	インスリン非依存状態
特徴	インスリンが絶対的に欠乏し、生命維持のためインスリン治療が不可欠。	インスリンの絶対的欠乏はないが、相対的に不足している状態。生命維持のためにインスリン治療が必要ではないが、血糖コントロールを目的としてインスリン治療が選択される場合がある。
臨床指標	血糖値：高い、不安定。 ケトン体：著増することが多い。	血糖値：さまざまであるが、比較的安定している。 ケトン体：増加するがわずかである。
治療	①強化インスリン療法 ②食事療法 ③運動療法（代謝が安定している場合）	①食事療法 ②運動療法 ③経口薬、GLP-1 受容体作動薬またはインスリン療法
インスリン分泌能	空腹時血中 C ペプチド（CPR）0.6ng/mL 未満が目安となる。	空腹時血中 CPR 1.0ng/mL 以上。

（日本糖尿病学会編著．糖尿病治療ガイド 2018-2019．東京．文光堂，2018，17 を改変）

2型糖尿病における膵β細胞機能不全

2型糖尿病においては、発症の約10〜15年前からインスリン抵抗性が存在し、初期は膵β細胞がインスリン抵抗性を代償しようとインスリン分泌が増加し血糖値は正常範囲で維持される。しかし、やがて必要なだけのインスリン分泌機能が維持できなくなり、膵β細胞の代償不全が進むと、食後血糖値のみならず空腹時血糖値も高値を呈するようになる（**図4**）。加えて、**糖毒性**のためにインスリン分泌不全・抵抗性もさらに悪化し、悪循環に陥る。膵β細胞においては、アミロイド沈着や膵島の構造の乱れを来し、極度のインスリン分泌不全状態となることもある。

一方、正常あるいは境界型において、ブドウ糖負荷試験でのインスリンの初期分泌が不良な場合、将来の糖尿病発症リスクが高いことも知られており、インスリン分泌不全に関連する遺伝素因の関与も想定される。

このように2型糖尿病は、遺伝素因や肥満等に基づくインスリン抵抗性の存在下で、それに対する膵β細胞の代償不全によって高血糖を来すことがその主病態と考えられる。

> **📖 用語解説**
>
> **糖毒性（Glucose toxicity）**
> 慢性的な高血糖状態にさらされたことにより、インスリン分泌不全・抵抗性がさらに悪化し、さらなる高血糖状態を惹起するという、悪循環の状態に陥ること。一時的にインスリンによる血糖管理を行うことによって、インスリン分泌能・感受性が改善し、インスリンを中止できる可能性がある。

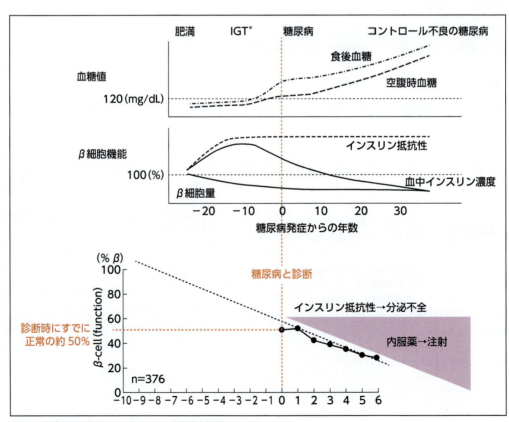

図4. 2型糖尿病の自然史とインスリン分泌能の推移
(Kendall, DM. et al. Clinical application of incretin-based therapy: therapeutic potential, patient selection and clinical use. Am J Med, 122 (6 Suppl), 2009, S37-50. Lebovitz HE. Insulin secretagogues: old and new. Diabetes Reviews, 7(3), 1999, 139-153. より著者改変作図)

❶ 生理的なインスリン分泌パターン（日内変動）

健常人の血中インスリン値の変動パターンを図5に示す。

1型糖尿病（インスリン依存状態）では基礎分泌、追加分泌ともに低下あるいは消失している。対して、2型糖尿病では主に追加分泌が遅延・低下しており、基礎分泌はむしろ高値を示すこともある。

基本的には生理的なインスリン分泌パターンを模倣すべく、インスリン製剤の発現・最大作用・持続時間を考慮してインスリンの補充（治療）を行う。

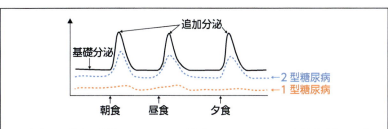

図5. 糖尿病におけるインスリン分泌の低下

3 糖尿病とインスリン療法に関するフィジカルアセスメント

Point ✏

- ・急性期と慢性期においてフィジカルアセスメントのポイントが異なる。
- ・急性期では糖尿病ケトアシドーシスのサインを見逃さないこと。
- ・慢性期では自己注射を行うにあたりチェックすべき患者の状態を理解する。

　入院加療を主体とする急性代謝障害の治療に対するインスリン療法と、外来診療における慢性期のインスリン療法には、インスリンの使い方の点で違いがあることから、**フィジカルアセスメント**のポイントも異なってくる。

📖 用語解説

フィジカルアセスメント
家庭でのインスリン注射が望ましい場合でも身体上の問題で使用継続に問題があることも多く、介助者や訪問看護などの協力を念頭に置いた情報収集を行うことが必要である。

急性期におけるフィジカルアセスメント

　インスリンの主たる使用者は医療者であることが多く、インスリンを使用するタイミングが遅れないよう速やかな情報収集が求められる。高齢の2型糖尿病患者が、感染症、高カロリー輸液、ステロイドの使用等を契機とした高血糖高浸透圧症候群を呈した場合、それに至る経過において自覚症状が乏しい（口渇感が低下しているなど）ことが稀でなく、注意を要する。

❶ 身体所見

下記の所見を認める場合には早急なインスリン開始が必要。

- ・意識レベルの低下
- ・神経症状（痙攣、巣症状、振戦）
- ・呼吸状態の異常（呼気のケトン臭、Kussmaul 大呼吸：アシドーシスによる呼吸中枢の抑制とその代償性の刺激によっておこる大きく深い呼吸）
- ・消化器症状（嘔吐、腹痛）：ケトアシドーシスでよく認められる
- ・脱水症状
- ・ショック
- ・急激な体重減少

❷ 問診による情報収集

問診では下記の内容を確認する。

自覚症状

　高血糖による症状（口渇、多飲、多尿、体重減少、倦怠感）の出現時期と進行速度

罹病期間の推測

　家族歴、過去の体重歴（最大体重とその年齢、その後の体重の変化）、高血糖を初めて指摘された経緯（健診、体調不良で近医を受診など）、出産経験者は巨大児（生下時体重が 4000g 以上）の有無や低体重児出産の有無）、妊娠時の尿糖検出の有無

治療歴

　経口血糖降下薬・インスリンの使用歴や中断歴の有無

生活歴

　直近の健康診断の結果、大量の清涼飲料水摂取の有無

慢性期におけるフィジカルアセスメント

　インスリンの主たる使用者は患者自身であることが多く、インスリンを継続的に使用するにあたり以下の点に注意する必要がある。

視力障害の有無

　糖尿病性網膜症が進行している場合や白内障などによって正しい注射手技の習得に問題が生じる場合がある。

聴力障害の有無

　視力に加えて加齢により聴力も低下している場合、家族などの補助者がいても指示の確認が困難である。デバイスの工夫（クリック音などで確認できるかチェック）が必要。

手指の機能障害

　脳血管障害の後遺症などで手指の震えや麻痺などが無いか。握力や物をつまむ力が低下している場合、インスリンデバイスの保持に問題が生じる場合がある。

理解力

　認知症がある場合、インスリン注射の手技指導の成否に大きな影響を及ぼす。

❶ インスリン注射を継続する能力の把握

　生活の場面に当てはめた質問を使用すると患者も具体的なイメージを持つことができて返答しやすい（**表4**）。

表4 ■インスリン注射を継続する能力を把握するための質問例

能力	質問例
視力の確認	「新聞は読めますか？」
微細な操作可否	「洋服のボタンをはめることが出来ますか？」 「箸で豆などを食べられますか？」
理解力の可否	「テレビのリモコンは使えますか？」 「携帯電話やスマートフォンを使っていますか？」

4 インスリン療法の目的

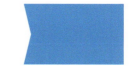

Point

- 糖尿病治療の目標：種々の合併症の発症・進展を阻止し、（健常者と変わらない）日常生活の質（QOL）と寿命を確保すること。
- 糖毒性の解除により疲弊していた膵β細胞からのインスリン分泌が回復する例があり、経口薬治療あるいは食事療法のみでのコントロールが可能となることも期待できる。
- インスリン療法を行っている場合でも、食事療法は1型、2型を問わず大切であり継続指導が必要。
- インスリン導入時における患者の心理の理解とサポート。

　1型、2型を問わず、糖尿病治療の目標は血糖・体重・血圧・血清脂質の良好なコントロール状態の維持を通じて種々の糖尿病合併症（動脈硬化性疾患を含む）の発症・進展を阻止し、健康な人と変わらない日常生活の質（QOL）と寿命を確保することにある。

　血糖コントロールの方法としては食事療法、運動療法、薬物療法があり、薬物療法は経口薬治療と注射薬（インスリン、GLP-1受容体作動薬）治療に分けられる。薬物療法の選択肢が多くある中、インスリンは生体内で栄養代謝に関わる最も重要なホルモンであり、生理的に作用する治療薬として大きな意義を有する。

　インスリン療法の目的は、食事・運動療法及び他の薬物治療では十分にコントロールされない（薬物禁忌も含む）糖代謝異常や後述の特殊な状況において速やかで安全かつ確実な血糖管理を行うことである。また、一時的にインスリン治療で厳格な血糖管理を行うことで、インスリン分泌能や感受性が改善し（糖毒性の解除）、その他の治療法へ移行することを期待して行うこともある。

　血糖管理目標は患者ごと、あるいは治療を行う状況によっても異なるが、HbA1cレベルに対応する血糖値（食前、食後2時間）は、次ページの**表5**の通りであり参考とされたい。

　インスリン分泌能が比較的保たれている場合には、一時的な代謝失調の時期を過ぎてインスリン注射の回数や量を減らせることがある。

　SU薬は膵β細胞を刺激してインスリンを分泌させるが、長期使用によりβ細胞が疲弊し、インスリン分泌のさらなる低下をもたらして、その効果が減弱する（SU薬の二次無効）懸念が指摘されている。このような場合でもインスリン療法により代謝状態を改善（糖毒性の解除）することで、インスリン分泌

用語解説

SU薬
スルホニル尿素薬。膵β細胞に働き、服用後短時間で強力なインスリン分泌作用を示す。インスリン分泌機能が残存した2型糖尿病が適用となる。経口血糖降下薬の中では最も古くからあり、強力な血糖低下作用を持つ反面、低血糖を起こす危険が高い老人、腎機能障害、肝機能障害のある患者は最小限の使用にとどめる必要がある。

表5 ■ HbA1c 値と血糖値の対応（概算）

HbA1c（%）	< 6.2	6.2〜6.9	6.9〜8.4	8.4 <
空腹時血糖値 (mg/dL)	80〜110 未満	110〜130	130〜160	160 <
食後 2 時間血糖値 (mg/dL)	80〜140 未満	140〜180	180〜220	220 <

（おおよその目安を示す）

能が回復することがある。

　食事の量やタイミングの変動によって低血糖リスクが高まるため、原則として主食（炭水化物）の量を一定にすることが望ましい。過剰の食事摂取量に対する自己判断でのインスリンの増量は体重増加につながり、血圧・血清脂質の管理に悪影響を与えるため、食事療法をおろそかにしないように指導が必要。

　インスリン療法の導入時には患者の大半が注射に対する抵抗感や「医師の指示を守らなかった（守れなかった）」「療養に失敗した」「糖尿病としての最終段階」といった絶望感や後悔に似た感情を持つ。あくまでも、インスリンの不足という病態に対して補う（'視力が落ちたから眼鏡をかける'ように、足りないものを補助する）という視点でのサポートが重要。

5 糖尿病とインスリン療法に関する検査（インスリン療法の導入基準を含む）

Point✒

・インスリン療法の絶対的適応と相対的適応を理解する。
・インスリン分泌能の指標を理解する。
・インスリン抵抗性の指標を理解する。

インスリン療法の絶対的適応

インスリン療法の絶対的適応には以下のようなものがある。

① 1型糖尿病

1型糖尿病は膵β細胞の破壊によるインスリンの（絶対的）欠乏状態であり、インスリン注射が必要不可欠である。

②高血糖性の昏睡

1）糖尿病ケトアシドーシス

通常1型糖尿病で生じるが、2型でも清涼飲料水を多量に摂取した場合などに起こりうる。

2）高血糖高浸透圧症候群（HHS）

高齢2型糖尿病に多い。急性感染症や嘔吐・下痢による脱水、手術などによりインスリンの作用不足が増強し、意識障害に至る。基盤に重度の急性疾患を併発していることが多く、治療に困難を極めることがある。

3）乳酸アシドーシス

組織の循環不全に伴い嫌気性代謝の亢進から乳酸が蓄積して発症する。低酸素状態をもたらす重症疾患やビグアナイドの副作用として生じる。

③重症の肝障害・腎障害の合併

経口血糖降下薬の代謝障害や副作用の懸念からインスリンが使用される。

④重症感染症、外傷、中等度以上の外科手術（全身麻酔施行例）

高度の身体的ストレスからインスリン抵抗性の増強をもたらし、インスリン療法による確実な血糖管理が必要となる。

⑤糖尿病合併妊娠（妊娠糖尿病で、食事療法だけでは良好な血糖コントロールが得られない場合も含む）

インスリンによる食前・食後の厳格な血糖管理が必要である。

⑥静脈栄養時の血糖コントロール

　食事の経口摂取が不能で経口内服が不可能な場合、特に高カロリー輸液を行う場合には、血糖上昇を来しやすく、インスリンの静脈内投与が行われる。

インスリン療法の相対的適応

インスリン療法の相対的適応には以下のようなものがある。

①インスリン非依存状態でも、著明な高血糖（空腹時血糖値 250mg/dL
　以上、随時血糖値 350mg/dL 以上など）を認める場合
②経口薬療法のみでは良好な血糖コントロールが得られない場合
③やせ型で栄養状態が低下している場合
④ステロイド治療時に是正困難な高血糖を認める場合
⑤糖毒性を積極的に解除する場合

インスリン分泌能の指標

　インスリンの分泌は基礎分泌と（食後の）追加分泌に分類でき、健常人における空腹時の血中インスリン濃度（IRI：immunoreactive insulin）はおおむね 5〜10μU/mL である。

❶ インスリン分泌指数（Insulinogenic Index）

　75gOGTT（経口ブドウ糖負荷試験）で負荷後 30 分の血中インスリン増加量を血糖値の増加量で除した値をインスリン分泌指数といい、インスリン追加分泌のうち初期分泌能の指標となる。

インスリン分泌指数（Insulinogenic Index）

$$\text{インスリン分泌指数} = \frac{\Delta \text{血中インスリン値（30分値−0分値）（μU/mL）}}{\Delta \text{血糖値（30分値−0分値）(mg/dL)}}$$

糖尿病患者ではこの値が 0.4 以下となり境界型でも 0.4 以下のものは、糖尿病への進展率が高い

❷ インスリン依存状態の目安

　空腹時血中 C ペプチド値（CPR）0.6 ng/mL 未満、24 時間尿中 C ペプチド排泄量 20 μg/ 日以下であればインスリン依存状態の目安となる。

❸ CPR インデックス（CPI）

空腹時血清 CPR（mg/mL）／空腹時血糖値（mg/dL）× 100 で表され、0.8 以下では分泌予備能の低下（インスリン治療の必要性が高い）、1.2 以上では分泌が保たれ食事療法・経口薬治療が可能と判断するなど治療方針決定の参考となる。簡便だが、生理学的なモデルに基づかないという欠点がある。

❹ グルカゴン負荷試験

グルカゴンは重症低血糖の治療に用いられるが、肝臓でのグリコーゲン分解促進などにより血糖を上昇させる一方、インスリン分泌を直接刺激する作用がある。この作用を利用して内因性インスリン分泌能を評価できる（**表6**）。

インスリン抵抗性の指標

インスリン抵抗性とは、血中のインスリン濃度に見合ったインスリン作用が得られない状態をいう。

早朝空腹時の血中インスリン値が 15μU/mL 以上を示す場合には明らかなインスリン抵抗性の存在が疑われる。

インスリン抵抗性の指標の一つとして空腹時の血中インスリン（IRI）値と血糖値から算出される HOMA-IR がある。1.6 以下の場合は正常。2.5 以上の場合にインスリン抵抗性があると判定される（空腹時血糖値 140mg/dL 以下の場合に良い相関を示す）。ただし IRI 値は投与されたインスリンの影響を受けるため、HOMA-IR はインスリン治療中の患者には用いない。

HOMA-IR

HOMA-IR ＝空腹時インスリン値（μU/mL）× 空腹時血糖値（mg/dL）／405

1.6 以下は正常、2.5 以上の場合にインスリン抵抗性あり（空腹時血糖値 140mg/dL 以下）

表6 ■ CPR を用いたインスリン分泌能の指標

血清 CPR 6 分値（ng/mL）	Δ CPR（負荷後の増加）（ng/mL）	評価
>4.0	>2.0	予備能（比較的）保持
2.0～4.0	1.0～2.0	予備能低下
<2.0	<1.0	インスリン依存状態に近い
<1.0	<0.5	インスリン依存状態

6 インスリン製剤の種類と臨床薬理

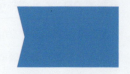

Point

- インスリン製剤の種類とそれぞれの特徴を理解する。
- インスリン作用時間による分類。
- 剤型による分類。

　インスリン療法の基本は、健常者の血中インスリンの変動パターン（生理的インスリン分泌パターン、**図6**）をインスリン注射によって再現することにある。不足している基礎インスリン分泌を補充し、空腹時血糖値の上昇を抑える。また、食後の追加分泌を補うべくインスリン注射を行って食後高血糖を是正する。

インスリン作用時間による分類

　インスリン製剤は、作用の発現時間や持続時間によって、超速効型、速効型、中間型、混合型、配合溶解、持効型溶解に分けられる。なお、インスリン製剤には誤処方・誤投薬防止のため、**インスリンカラーコード（識別色）とタクタイルコード**があります。

❶ 超速効型インスリン（アナログ）製剤

　皮下注射後の作用発現が速く、最大作用時間が短い（約2時間）のが特徴であり、生理的追加分泌を模倣する。

　毎食直前の注射で食事による血糖値の急峻な上昇を抑える。

> 📖 **用語解説**
>
> **インスリンカラーコード（識別色）とタクタイルコード**
> わが国では多数のインスリン製剤が市販されており、誤処方・誤投薬防止のために、インスリン製剤を取り扱う人（医療従事者、患者さん）は区別する必要があります。一般的には名称と識別色が頼りになりますが、患者さんにとっては識別色を認識してもらうことが有用です。ヒトインスリンの識別色は全世界共通です。タクタイルコードとはインスリン注入器に設けられた突起（凹凸）のことで、その突起を触ると種類の区別が可能になるというものです。視力障害が進行した患者さんには有効ですが、無いものもあります。

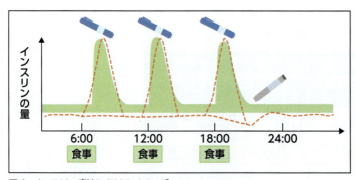

図6. インスリン療法におけるイメージ

食事間隔が長い場合には、インスリン効果が減弱・消失し、血糖値が上昇する場合がある。

❷ 速効型インスリン製剤（R）

レギュラーインスリンとも呼ばれ、皮下注射のほかに筋肉注射、経静脈投与が可能。

皮下注射の場合、作用発現まで約 30 分（食事 30 分前に投与）、最大効果は約 2 時間後、作用持続時間は約 5〜8 時間である。

❸ 中間型インスリン製剤（N）

持続化剤として硫酸プロタミンを添加したもので、作用発現時間は約 1〜3 時間後、作用持続時間は 18〜24 時間である。

❹ 混合型インスリン製剤（Mix）

超速効型または速効型インスリンと中間型インスリンを様々な比率で混合したもので、それぞれのインスリンの作用発現時間に合わせて効果が発現する。持続時間は中間型インスリンとほぼ同じである。

❺ 配合溶解インスリン製剤

超速効型インスリンと持効型溶解インスリンを混合したもので、それぞれのインスリンの作用発現時間に合わせて効果が発現する。持続時間は持効型溶解インスリンとほぼ同じである。

❻ 持効型溶解インスリン（アナログ）製剤

皮下注射後緩徐に吸収され、作用発現が遅く（約 1〜2 時間）ほぼ 1 日にわたり持続的な作用を示すのが特徴である。

剤型による分類とペン型注入器

インスリン製剤は、剤型によってプレフィルド / キット製剤（製剤・注入器一体型の使い捨てタイプ）、カートリッジ製剤、バイアル製剤に分けられる（次ページ **表 7〜12**）。

表 7 ■インスリン製剤（プレフィルド / キット製剤）①

	商品名	単位数 / 容量	インスリン注入 量（単位刻み）	発現時間 （注射時間）	最大作用時間	持続時間
超速効型	ヒューマログ®注（ミリオペン®）	300/3mL	1～60U（1U）	15 分未満 （食直前）	30 分～1.5 時間	3～5 時間
	ノボラピッド®注（フレックスペン®）	300/3mL	1～60U（1U）	10～20 分 （食直前）	1～3 時間	3～5 時間
	ノボラピッド®注（フレックスタッチ®）	300/3mL	1～80U（1U）	10～20 分 （食直前）	1～3 時間	3～5 時間
	ノボラピッド®注（イノレット®）	300/3mL	1～60U（1U）	10～20 分 （食直前）	1～3 時間	3～5 時間
	アピドラ®注（ソロスター®）	300/3mL	1～60U（1U）	15 分未満 （食直前）	30 分～1.5 時間	3～5 時間
速効型	ヒューマリン®R 注（ミリオペン®）	300/3mL	1～60U（1U）	30 分～1 時間 （食前 30 分）	1～3 時間	5～7 時間
	ノボリン®R 注（フレックスペン®）	300/3mL	1～60U（1U）	約 30 分 （食前 30 分）	1～3 時間	約 8 時間

表 8 ■インスリン製剤（プレフィルド / キット製剤）②

	商品名	単位数 / 容量	インスリン 注入量 （単位刻み）	発現時間 （注射時間）	最大作用 時間	持続時間
混合型	ヒューマログ®ミックス 25 ヒューマログ®ミックス 50 （ミリオペン®）	300/3mL	1～60U （1U）	15 分未満 （食直前）	30 分～6 時間 30 分～4 時間	18～24 時間
	ヒューマリン®3/7 注 （ミリオペン®）	300/3mL	1～60U （1U）	30 分～1 時間 （食前 30 分）	2～12 時間	18～24 時間
	ノボラピッド®30 ミックス注 ノボラピッド®50 ミックス注 ノボラピッド®70 ミックス注 （フレックスペン®）	300/3mL	1～60U （1U）	10～20 分 （食直前）	1～4 時間	約 24 時間
	ノボリン®30R 注 （フレックスペン®）	300/3mL	1～60U （1U）	約 30 分 （食前 30 分）	2～8 時間	約 24 時間
	イノレット®30R 注 （イノレット®）	300/3mL	1～50U （1U）	約 30 分 （食前 30 分）	2～8 時間	約 24 時間
配合溶解	ライゾデグ®配合注 （フレックスタッチ®）	300/3mL	1～80U （1U）	10～20 分 （食直前）	1～3 時間	42 時間超

表9 ■インスリン製剤（プレフィルド / キット製剤）③

	商品名	単位数 /容量	インスリン注入量（単位刻み）	発現時間（注射時間）	最大作用時間	持続時間
中間型	ヒューマリン®N注（ミリオペン®）	300/3mL	1～60U（1U）	1～3時間（1日1回）	8～10時間	18～24時間
	ノボリン®N注（フレックスペン®）	300/3mL	1～60U（1U）	約1.5時間（1日1回）	4～12時間	約24時間
持効型	レベミル®注（フレックスペン®）	300/3mL	1～60U（1U）	約1時間（1日1回）	3～14時間	約24時間
	レベミル®注（イノレット®）	300/3mL	1～50U（1U）	約1時間（1日1回）	3～14時間	約24時間
	トレシーバ®注（フレックスタッチ®）	300/3mL	1～80U（1U）	非公開（1日1回）	明らかなピーク無し	42時間超
	ランタス®注（ソロスター®）	300/3mL	1～80U（1U）	1～2時間	明らかなピーク無し	約24時間
	インスリングラルギンBS注（ミリオペン®）	300/3mL	1～60U（1U）	1～2時間	明らかなピーク無し	約24時間
	ランタス®XR注（ソロスター®）	450/1.5mL	1～80U（1U）	1～2時間	明らかなピーク無し	24時間超

表10 ■インスリン製剤（カートリッジ / バイアル製剤）①

	商品名	バイアル製剤（1000U/10mL）	発現時間（注射時間）	最大作用時間	持続時間
超速効型	ヒューマログ®注（カート）	○	15分未満（食直前）	30分～1.5時間	3～5時間
	ノボラピッド®注（ペンフィル®）	○	10～20分（食直前）	1～3時間	3～5時間
	アピドラ®注（カート）	○	15分未満（食直前）	30分～1.5時間	3～5時間
速効型	ヒューマリン®R注（カート）	○	30分～1時間（食前30分）	1～3時間	5～7時間
	ノボリン®R注（カードリッジ無し / バイアルのみ）	○	30分～1時間（食前30分）	1～3時間	5～7時間
混合型	ヒューマログ®ミックス25 ヒューマログ®ミックス50（カート）	無し	15分未満（食直前）	30分～6時間 30分～4時間	18～24時間
	ヒューリマン®3/7注（カート）	○	30分～1時間（食前30分）	2～12時間	18～24時間
	ノボラピッド®30ミックス注（ペンフィル®）	無し	10～20分（食直前）	1～4時間	約24時間

表11 ■インスリン製剤（カートリッジ / バイアル製剤）②

	商品名	バイアル製剤 （1000U/10mL）	発現時間 （注射時間）	最大作用時間	持続時間
中間型	ヒューマリン®N注 （カート）	○	1〜3 時間 （1 日 1 回）	8〜10 時間	18〜24 時間
持効型	レベミル注 （ペンフィル®）	無し	約 1 時間 （1 日 1 回）	3〜14 時間	約 24 時間
	トレシーバ®注 （ペンフィル®）	無し	非公開 （1 日 1 回）	明らかなピーク無し	42 時間超
	ランタス®注 （カート）	○	1〜2 時間 （1 日 1 回）	明らかなピーク無し	約 24 時間
	インスリングラルギン BS 注 （カート「リリー」）	無し	1〜2 時間 （1 日 1 回）	明らかなピーク無し	約 24 時間

表12 ■インスリンペン型注入器一覧

商品名	インスリン注入量 （単位刻み）	使用カードリッジ製剤
ヒューマペン®ラグジュラ	1〜60U（1U）	ヒューマログ®注カート ヒューマログ®ミックス 25 注カート ヒューマログ®ミックス 50 注カート ヒューマリン®R 注カート ヒューマリン®3/7 注カート ヒューマリン®N 注カート インスリングラルギン BS 注カート「リリー」
ヒューマペン®ラグジュラ HD	1〜30U（0.5U）	
ノボペン®300 デミ	1〜35U（0.5U）	ノボラピッド®注ペンフィル® ノボラピッド®30 ミックス注ペンフィル® レベミル®注ペンフィル® トレシーバ®注ペンフィル®
ノボペン®4	1〜60U（1U）	
ノボペンエコー®	0.5〜30U（0.5U）	
イタンゴ®	1〜60U（1U）	アピドラ®注カート ランタス®注カート

7 各種インスリン製剤の適応と使用方法

Point

・病態や生活スタイルに合わせたインスリン療法の組み立て方を理解する。

インスリン療法の適応については P27、インスリン製剤については P30 を参照のこと。

インスリン療法の実際

インスリン療法の基本は健常なヒトの血中インスリン値の日内変動パターン（図7）を再現することである。基本的には、基礎分泌を中間型または持効型

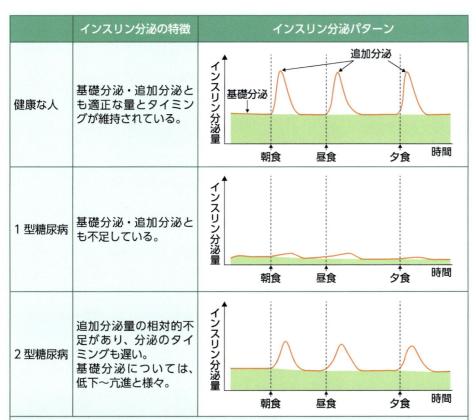

図7. 血中インスリン値の日内変動パターン

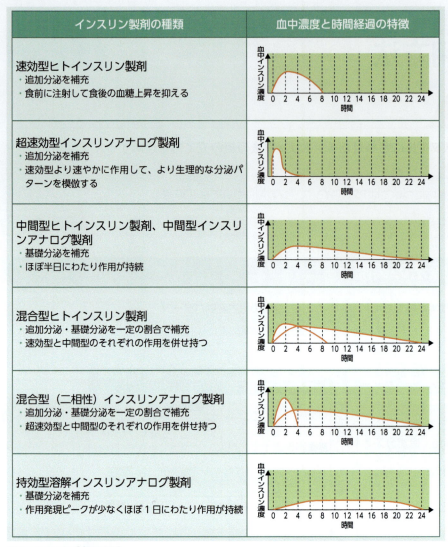

図8. インスリン製剤の特徴

製剤で、追加分泌を（超）速効型製剤で補充する。さらに、これらを組み合わせたものが、混合型製剤であり、配合比率は製剤によって異なる（**図8**）。

インスリン注射回数と使用する製剤

　前述のように生理的インスリン分泌パターンを模倣するのであれば、毎日の基礎分泌を補うため中間型または持効型を1回、また通常3回の食事に合せて（超）速効型を3回、計4回のインスリン注射が必要となる。このような頻回注射法を強化インスリン療法と称し、1型またはインスリン分泌不全の顕著な2型糖尿病において採用される。しかしながら、内因性（自前の）インスリン分泌能は患者によって様々であり、比較的分泌能が保たれているケース

では必ずしも強化療法を必要としない。また、患者の治療意欲や療養環境、あるいは目標とする血糖コントロールのレベルによって、より簡便な方法を用いることが現実的なこともある。

実際には、患者に関わる様々な要因を考慮してインスリン投与法（レジメン）、すなわち注射回数やタイミングを決定する。使用する製剤は、その特性に応じてレジメンに最適のものを選択する。

いずれの場合にも血糖自己測定（SMBG）を行いつつ用量調節を行う必要があるが、SMBGの回数も注射の回数に応じて適宜設定してかまわない。その際、各食前の目標血糖値を達成する一方、低血糖の発現を回避するようなタイミングで行うよう配慮する。

❶ 1日1回法（図9）

基礎分泌を補う製剤（中間型や持効型製剤）を使用する場合、1日1回同じ時間帯（朝、夕、就寝前など）に注射をする。中間型インスリンを使用する場合には、特に作用のピークの時間帯に低血糖を起こさないよう配慮する。また、日中のある時間帯に血糖値が上昇するパターンを呈するケースの場合には、作用が強くなる時間帯を血糖上昇の時間帯に合せるように注射時間を調整することもある。一方、持効型は基本的に作用ピークがなく、ほぼ24時間効果が持続するようデザインされた製剤であるため、食後高血糖が顕著な場合には十分なコントロールを達成できない。中間型や時効型の1回注射法では、経口血糖降下薬を併用する（BOT：Basal supported Oral Therapy）ケースが多くあり、経口血糖降下薬の作用動態に留意しながら、インスリン量を増減する必要がある。

追加分泌を補う目的で混合型製剤を使用する場合、追加分泌を最も必要とす

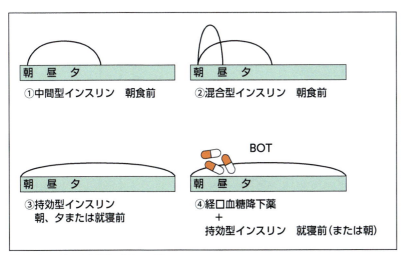

図9. インスリン1回打ちパターン例

る時間帯（朝食前に打つ場合が多い）に注射する。混合されている基礎分泌を補う製剤（中間型または持効型）によって作用時間が異なることを念頭に置いて選択する。

❷ 1日2回法（図10）

通常は混合型製剤を朝・昼食前や朝・夕食前の1日2回注射する。これによって、注射時の食後の追加分泌分を補い、あわせて基礎分泌も補う。注射する時間帯によっては基礎分泌分のインスリンの作用が重なるため、特に低血糖を生じないよう留意すること。この方法ではしばしばインスリン作用の発揮されない時間帯が生じる問題がある。例えば朝夕2回打ちの場合、昼食後から夕食前にかけての時間帯がカバーされにくい。この場合、インスリンレジメンの変更または経口薬併用などの工夫が必要になることもある。

❸ 1日3回法（図11）

1日3回の食事摂取を前提として各食前に（超）速効型を注射し、追加分泌を補う方法である（食事を2回しか摂らない場合には2回注射となる）。この変法として混合型を3回注射することもあるが、基礎分泌相当分の作用にオーバーラップが生じることに留意する。

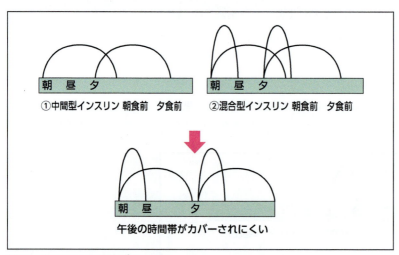

図10. インスリン2回打ちパターン例

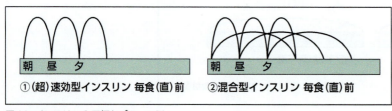

図11. インスリン3回打ちパターン例

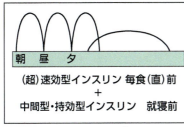

図12. インスリン4回打ちパターン例

④ 1日4回法(図12)

前述の強化療法に該当する。基礎分泌の補充は中間型または持効型の1~2回注射で行う。基本的に「責任インスリン」方式が適用されやすく、原則に則り用量を調節する。

⑤ その他

毎日注射ができないが少しでもインスリンを補いたい場合に、毎日の経口血糖降下薬の服用と併用し、長時間作用の持効型インスリンを週3回注射することもある。

製剤の選定

各製剤の特性を十分考慮し、実際の血糖値の推移やインスリン分泌能によって、どの時間帯をインスリンでカバーすべきかを考えて選択する（次ページ図13）。また、患者の生活スタイルに応じて注射回数を決め、これに応じた注射製剤の選択を行うことも大切である。患者自身の認知・身体能力の低下のため介護者による管理を行う場合には、介護者の能力や負担なども考慮して注射の回数・時間帯を設定する。

作用の特徴		剤型	製品名
超速効型		プレフィルド／キット製剤	・ノボラピッド®注　フレックスタッチ® ・ノボラピッド®注　フレックスペン® ・ノボラピッド®注　イノレット® ・ヒューマログ®注　ミリオペン® ・アピドラ®注　ソロスター®
		カートリッジ	・ノボラピッド®注　ペンフィル® ・ヒューマログ®注　カート ・アピドラ®注　カート
		バイアル	・ノボラピッド®注 ・ヒューマログ®注 ・アピドラ®注
速効型		プレフィルド／キット製剤	・ノボリン®R注　フレックスペン® ・ヒューマリン®R注　ミリオペン®
		カートリッジ	・ヒューマリン®R注　カート
		バイアル	・ノボリン®R注 ・ヒューマリン®R注
配合溶解		プレフィルド／キット製剤	・ライゾデグ®配合注　フレックスタッチ®
混合型		プレフィルド／キット製剤	・ノボラピッド®30ミックス注　フレックスペン® ・ノボラピッド®50ミックス注　フレックスペン® ・ノボラピッド®70ミックス注　フレックスペン® ・ノボリン®30R注　フレックスペン® ・イノレット®30R注 ・ヒューマログ®ミックス25注　ミリオペン® ・ヒューマログ®ミックス50注　ミリオペン® ・ヒューマリン®3/7注　ミリオペン®
		カートリッジ	・ノボラピッド®30ミックス注　ペンフィル® ・ヒューマログ®ミックス25注　カート ・ヒューマログ®ミックス50注　カート ・ヒューマリン®3/7注　カート
		バイアル	・ヒューマリン®3/7注
中間型		プレフィルド／キット製剤	・ノボリン®N注　フレックスペン® ・ヒューマリン®N注　ミリオペン®
		カートリッジ	・ヒューマリン®N注　カート
		バイアル	・ヒューマリン®N注
持効型溶解		プレフィルド／キット製剤	・トレシーバ®注　フレックスタッチ® ・レベミル®注　フレックスペン® ・レベミル®注　イノレット® ・インスリン　グラルギンBS注　ミリオペン®「リリー」 ・ランタス®XR注　ソロスター® ・ランタス®注　ソロスター® ・インスリン　グラルギンBS注　キット「FFP」
		カートリッジ	・トレシーバ®注　ペンフィル® ・レベミル®注　ペンフィル® ・インスリン　グラルギンBS注　カート「リリー」 ・ランタス®注　カート
		バイアル	・ランタス®注

図13. インスリン製剤一覧

各製剤の作用発現時間、最大作用時間、作用持続時間は、p.32～34 表7～12 参照。

8 各種インスリン製剤の副作用

Point✎

・薬剤の特性に起因するリスクとその対策。
・デバイスの特性・管理不備に起因するリスクとその対策。
・患者の手技に起因するリスクとその対策。

インスリン使用時のトラブルには薬剤の特性に起因するトラブルとデバイスの特性に起因するもの、患者の手技に起因するトラブルが考えられる。それぞれのリスクについて以下に挙げる。

薬剤の特性に起因するリスク

❶ 低血糖

インスリン治療時の低血糖は外因性インスリンが血中に残存することにより、①肝臓からの糖放出が抑制され、②末梢組織の糖利用亢進が続き、③ケトン体産生抑制による中枢神経系へのケトン体供給障害から中枢神経障害が重症化しやすいという特徴がある。

また、1型糖尿病や罹病期間の長い2型糖尿病では低血糖に対するグルカゴン分泌反応も低下しており、低血糖が重症化、遷延化しやすい。さらに自律神経障害を伴う場合では、エピネフリン反応の低下や胃腸運動障害からブドウ糖の吸収が遷延することで低血糖からの回復が遷延する。

(1) 低血糖のリスク因子

栄養摂取上の問題（アルコール摂取時の糖質摂取量の不足）やインスリン必要量の変動（シックデイ等）、腎不全によるインスリン作用の亢進・遷延、運動や入浴によるインスリン吸収の亢進などが挙げられる。運動時には血流量が増加し、皮下からのインスリン吸収が早くなって低血糖を引き起こすことがある。ジョギングをする場合は大腿部への注射を避けるように指導する。

(2) 高齢者や自律神経障害合併例での低血糖

高齢者や自律神経障害合併例における低血糖の場合、動悸や発汗などの交感神経刺激症状が発現しにくく、無自覚性低血糖を起こす原因となる。悪夢や起

床時の疲労感、頭重感、寝汗がみられた場合は、夜間睡眠中の無自覚性低血糖を疑うべきである。

また認知症を有する高齢者の場合、不穏、せん妄と思われる異常行動が、実際には低血糖による異常行動である可能性もあり、周囲の者にも注意を喚起する。

② 注射によるインスリンボール（脂肪増生）や皮下組織の萎縮

同部位にインスリン注射を繰り返すと皮下組織の**インスリンボール**（脂肪増生）が生じる。結果、インスリンの吸収が不安定となり、血糖コントロールの悪化、ひいては不必要なインスリン増量や低血糖リスクにつながる。一方で、インスリンによって皮下組織の萎縮が認められることがある。病態は不明であるが、免疫機序の関与が考えられており、同部位へのインスリン注射を回避することにより約1年で消失する。

③ インスリンアレルギー

インスリンアレルギー患者の特徴として、①少なくとも1週間程度インスリン治療を受けた経験がある、②治療開始後6か月以内に発症することが多い、③インスリン治療の中止・再開を繰り返す患者に多い、④他薬にもアレルギーを示すことが多いことが挙げられる。軽度の場合は数週間～数か月で自然軽快することが多い。一般的にインスリン製剤の変更で対処し、重症例のみステロイド薬の使用を考慮する。

> **📖 用語解説**
>
> **インスリンボール**
> 注射されたインスリンがアミロイドを形成しボールのような硬い皮下腫瘤を形成している事から、インスリンボールとも提唱されている。「注射部位を毎回変えている」と話す患者の中には左右交互に同一部位に注射しているケースもあり、注意が必要。

デバイスの特性・管理不備に起因するリスク

① インスリン製剤保管の適温

インスリン製剤の保管上の適温は2～8℃とされており、高温時（37℃以上）には変性が生じやすくなる。また、凍結させると懸濁インスリン製剤では結晶の大きさが変化して、作用動態が変化する可能性がある。「インスリンはアミノ酸でできており、基本的に人の皮膚などのタンパク質もアミノ酸が原料であるから、自身の身体と同様に高温環境下や凍結環境下には弱い」などと説明することで患者の理解が深まるかもしれない。炎天下での外出時など、クーラーボックスの利用を勧める際には、保冷剤に接触しないように注意が必要（接触点で凍結するため）である。

② 遮光環境での保存

光によってインスリンの力価は低下するので、必ずキャップを閉めるよう指

導する。病院 / 自宅を問わずインスリンを保管する場合は箱などにいれて遮光する。

❸ カードリッジ内への空気混入

　原因として、注射針を装着したまま保管した場合、落下などの強い衝撃や凍結などが考えられる。一般的には針先を上に向けて自己注射を行うことはなく、空気が体内に注入されるリスクは低いが、大きな気泡の存在はインスリンの注入量に影響を与えることがあるので、5～6mm 大以上の大きさの気泡は空打ちで追い出してから注射するように指導する。

患者の手技に起因するリスク

　患者の手技に起因するリスクとして以下のようなものがある。

- ・懸濁インスリンの混和不足による針の目詰まり
- ・誤った注入ボタンの操作による破損（針を取り付けずにダイヤルを回して注入ボタンを押すことで容易に破損）
- ・空打ち忘れ。空打ちには、針の中の空気を抜く以外に確実に注入されるかの確認という目的も含まれている。注射針が正しく装着されていない場合にもインスリンが出にくくなり、異常に気付くことができる。

演習事例

各種インスリン製剤の適応と使用方法

症例　：85歳、女性、右大腿骨転子部骨折

現病歴：自宅の玄関で転倒し受傷。当院へ搬送され、右大腿骨転子部骨折にて入院した。入院後、全身状態が安定したところで手術を施行し、術後リハビリを行っている。血糖管理については、入院前はノボラピッド®30ミックス朝夕2回打ち、エクア®（ビルダグリプチン）100mg、ベイスン®（ボグリボース）0.9mgを処方されていたがコントロールは不十分であり、入院後も血糖は高値で推移した。手術のため、インスリン強化療法へ変更して周術期の管理を行った。食事摂取量が一定せず、栄養補助食品を使用したが、現在は食事摂取が十分であり、退院後の療養について検討する時期である。

既往歴：脊柱管狭窄症手術、本態性振戦、左上腕骨骨折（保存的治療）、胆石胆のう炎

生活歴：独居であるが、同じマンション内に娘家族が生活し、介護が可能である。飲酒・喫煙なし、アレルギーなし。

入院前のADL：屋内歩行、屋外車椅子、食事と入浴は一部介助

身体所見：148cm、48.9kg、創部に炎症所見なし、血圧135/72、体温36.5℃、脈拍72/分・整

検査所見：HbA1c（入院時）9.4%、TP 6.8 g/dL、Alb 3.5 g/dL、BUN 17.5 mg/dL、Cr 0.51 mg/dL、eGFR 83.7 mL/min/L、CRP 0.271mg/dL

指示エネルギー量：1200 kcal＋朝夕に栄養補助食品200 kcal/回

患者のアセスメント

①全身状態の評価

　術後の経過は良好で、感染症も生じていない。バイタルサインにも問題なく、全身状態は安定していると言える。周術期のインスリン強化療法により、血糖コントロールは改善傾向にある。食事摂取量が安定しており、栄養補助食品の使用などによって栄養状態にも改善が見られたため、退院を見据えて栄養補助食品の使用を減らしている。活動量についてもADLが改善し、リハビリによって向上している状況。

②インスリンの効果について（いつどのように判定するべきか）

1）治療内容について

　手術のためインスリン強化療法を導入し、血糖コントロールは改善かつ安定したが、退院後の療養環境をふまえてレジメン（製剤、注射回数など）についての見直しが必要である。

2）効果の判定

インスリン量の調節後は、できれば 2〜3 日観察し、血糖変動について確認する。手術のストレスの軽減や運動量（リハビリを含む）の増加による血糖値の低下にも注意する。

③考えておくべき副作用について

低血糖に関して、特に症状の自覚、リハビリ中の発症リスクなどに注目する。

治療計画

①糖尿病薬物療法

インスリン療法の継続の必要性について主治医に確認する。これまでの治療経過や合併症、内因性インスリン分泌能などが根拠となりうる。インスリン療法を継続するのであれば、本人の認知機能やADL、合併症などを確認し、家族が実施する可能性も含め、注射の負担を最小限となるように回数や製剤等について検討する。

経口薬については高齢者であるため低血糖リスクの低い薬剤を選択する。また、骨折の既往のためチアゾリジン薬は候補から外れる。腎機能は保たれているが、年齢等を考慮するとビグアナイド薬・SGLT-2 阻害薬は積極的な適応とはならない。

②食事療法

1200kcal/ 日、継続、栄養指導の実施。

③運動療法

リハビリを兼ねた運動療法の継続。

④その他

口腔内の歯肉状況の確認及び必要があれば治療を依頼。

患者・家族への説明・指導

- 糖尿病の病態について、悪化要因について（今回考えられる悪化要因を本人から引き出しながら説明する）
- 高血糖による身体への影響（合併症について）
- インスリンの作用と分泌パターンについて
- 糖尿病の治療について
- ・食事療法：バランスのとれた食事の工夫
- ・運動療法：リハビリを兼ねた運動療法の継続（デイサービスの利用などを含めて検討）
- ・薬物療法：インスリンの効果と現在の血糖値を照らし合わせて説明する。現在の治療と今後の治療方針（治療の変更があることを説明する）
- 薬物療法の副作用について（低血糖）症状や対処方法

手順書に基づく行為の実践

①手順書に係る特定行為の対象となる患者

インスリン製剤を既に使用中の1型または2型糖尿病患者で、自覚症状、他覚所見、かつ検査結果から低血糖または高血糖の状態にあると考えられる患者。
・自律神経障害で無自覚性低血糖のある人は除く
・極度に痩せている患者や体格の小さな高齢者も注意が必要

　入院前よりインスリンを使用しており、退院後の療養に向けて製剤を変更するため血糖変動が予想されるケースであり、対象となる患者と考える。

②患者の病状の範囲

1) バイタルサインが安定している
2) 重度の高血糖によると思われる症状が存在しない（意識障害、不穏、強い倦怠感、口渇、多飲、多尿など）
3) 重度の低血糖によると思われる症状が存在しない（意識障害、不穏など）
4) 高血糖や低血糖が、感染症、悪性疾患など他の重大な疾患による二時的なものではない
→どれか一項目でも該当しないものがあれば、担当医に連絡

　病状は安定しており、血糖値に影響しうる問題もほとんどないことから病状の範囲内と判断する。

③診療補助内容

インスリンの投与量の調整

表1 ■血糖値の推移の確認

日付	朝前	昼前	夕前	ヒューマログ®	グラルギン	主食量
2月6日	96	76	166	4-2-4-0	0-0-0-6	10-10-10
2月7日	120	167	233	4-2-4-0	0-0-0-6	10-10-9
2月8日	126	177	242	4-2-4-0	0-0-0-6	10-10-10
2月9日	133	227	223	4-2-4-0	0-0-0-6	10-10-10
2月10日	154	136	240	4-2-4-0	0-0-0-0	10-10-5

　インスリンの総量は16単位で、2月6日を除くと日中の血糖高値が続いている。超速効型を含む持効型混合製剤朝1回打ちへの変更の方針となった。超速効型の必要量はさほど多くないと判断し、総量の7割程度（10単位）でライゾデグ®に変更、グラルギンは中止した。
　数日観察して適宜インスリン量を調整していく。

④特定行為を行う時に確認すべき事項

・変更後の投与量を、直ちに投与した場合
1) 意識状態、バイタルサインの変化なし
2) 注射部位の皮膚に異常が無い
3) 食事摂取量の低下（特に食前のインスリンを増量した場合）
→ 1つでもあれば、医師に連絡

・次回からの投与量の調整を行い、その場では投与を行わなかった場合
1) 低血糖発作と思われる症状が出現した場合の対処法の指導
2) 生活を含めたアセスメントの実施や生活指導
3) 次回の血糖値の評価時期の決定と診療記録への明記

次回からの投与量の調整を行うケースであり、その後の血糖変動に注意していく。

⑤調整後の確認

表2■調整後の血糖値

日付	朝前	昼前	夕前	ヒューマログ®	グラルギン	ライゾデグ®	主食量
2月9日	133	227	223	4-2-4-0	0-0-0-6		10-10-10
2月10日	154	136	240	4-2-4-0	0-0-0-0		10-10-5
2月11日	195	231	321			10-0-0-0	10-10-10
2月12日	177	209	251			10-0-0-0	10-10-10
2月13日	154	294	259			10-0-0-0	10-10-10

　ライゾデグ®1回打ちに変更したところ、全体が高めで経過している。空腹時血糖値の改善も見られていないが、高齢者であり、目標血糖値としては高めで設定してよいと考える。ライゾデグ®はまだ増量の余地があり、現在の摂取エネルギー量を継続するのであれば、夕食時の追加（2回打ち）を実施せずに1回の注射で目標範囲のコントロールができると考える。

学習参考文献

1）朝倉俊成. インスリン・インクレチン関連薬の自己注射くすりとデバイス Q&A. 大阪, メディカ出版, 2013 年.
2）日本糖尿病学会編著. 糖尿病治療ガイド 2018-2019. 東京. 文光堂, 2018.
3）岩城祥樹ほか. インスリン注射によるアミロイドーシス（インスリンボール）の臨床的特徴. 糖尿病. vol. 52. Supplement 1, 2009, 242.
4）Nagase T. The insulin ball. Lancet. 373（9658）, 2009, 184.
5）永瀬晃正ほか. インスリン注射によるアミロイドーシス（インスリンボール）の診断とインスリン皮下吸収に及ぼす影響. 糖尿病. vol. 52, Supplement 1, 2009, 242.

引用参考文献

1）朝倉俊成. インスリン・インクレチン関連薬の自己注射くすりとデバイス Q&A. 大阪, メディカ出版, 2013 年.
2）日本糖尿病療養指導士認定機構編著. 糖尿病療養指導ガイドブック 2018. 東京. メディカルレビュー社, 2018.
3）日本糖尿病学会 編著. 糖尿病専門医研修ガイドブック 改訂第 7 版. 東京, 診断と治療社, 2017.
4）日本糖尿病学会編著. 糖尿病治療ガイド 2018-2019. 東京. 文光堂, 2018.
5）日本糖尿病学会. 学会からのお知らせ. インスリン一覧表〈http://www.fa.kyorin.co.jp/jds/uploads/insulin_list.pdf〉（2018 年 5 月閲覧）
6）日本糖尿病対策推進会議編. 糖尿病治療のエッセンス 2017 年版, 東京, 日本糖尿病対策推進会議, 2016 年.

2章 特定行為ごと学ぶべき事項

特定行為区分に含まれる特定行為に

インスリンの投与量の調整

到達目標

・医師の指示の下、手順書（スライディングスケールは除く）により、身体所見（口渇、冷汗の程度、食事摂取量等）及び検査結果（血糖値等）等が医師から指示された病状の範囲にあることを確認し、インスリンの投与量の調整を行う。

1 病態に応じたインスリン製剤の調整の判断基準

2 病態に応じたインスリンの投与量の調整のリスク（有害事象とその対策等）

3 外来でのインスリン療法と入院の適応

4 インスリン療法に関する患者への説明

演習事例 病態に応じたインスリン製剤の調整の判断基準
①低血糖患者の対応

演習事例 病態に応じたインスリン製剤の調整の判断基準
②入院後、高血糖が持続する患者の対応

1 病態に応じたインスリン製剤の調整の判断基準

Point✎

・インスリン量の調整方法の理解。
・糖尿病の病型による調整の違い。

インスリン療法投与量の調整法

① 前向き調節法

(1) インスリンスライディングスケール法

　測定された血糖値に基づいて、その時に注射するインスリン量を調整する方法である。

　急性疾患などで入院した直後など血糖値の推移が予測困難な場合、可及的速やかにコントロールを図る目的で使用されるが、あくまで一時的な使用にとどめ、後述のアルゴリズム法へ移行すべきである（**表1**）。その理由として、本法では血糖値が高いとインスリン量を増やし、低いと減らすという傾向になるため、かえって血糖値の不安定化（ジェットコースター現象：**図1**）を招くことになりかねないからである。

適応：手術前後・シックデイなど

表1 ■インスリンスライディングスケール（例）

血糖値	インスリン（単位）
<150	0
150〜199	4（2）
200〜249	6（4）
250〜299	8（6）
300<	10（8）
（　）内は半量スケールの単位数：体格の小さい者、高齢者、栄養不良、食事摂取量が少ない場合など、低血糖のリスクが高いと考えられる場合に用いる。	

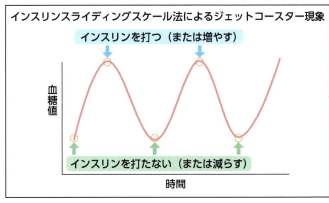

図1. ジェットコースター現象

（2）カーボカウント法

食物の中で炭水化物（糖質）が最も急激な血糖上昇を来すことから、食事中の炭水化物量を計算してインスリン量を調節する方法。

1. 1カーボ

炭水化物量の単位を1カーボという。米国では15gを1カーボとしているが、日本では1カーボを炭水化物10gとしている施設もある。日本の食品交換表の1単位が80kcalであり、炭水化物20gに相当するため、計算しやすくなるというのが主な理由である。

2. インスリン/カーボ比

1カーボの炭水化物に対して必要な超速効型インスリン量をインスリン/カーボ比として表す。

> **インスリン/カーボ比**
> インスリン/カーボ比＝1日の総インスリン量÷50

3. インスリン効果値（補正インスリン）

1単位の超速効型インスリンで低下する血糖値をインスリン効果値という。インスリン効果値50の人は1単位の超速効型インスリンの投与で約4時間後に血糖値が50mg/dL低下すると考える。食前血糖値が高い場合には食後血糖値を下げるために、補正インスリンを加えて投与する。

❷ 後ろ向き調節法（アルゴリズム法）

（1）責任インスリン方式

血糖の推移を振り返り、その後のインスリン量を決定する。通常血糖値が比較的安定している場合は2〜3日間の血糖の推移を観察し、結果に応じて当該の時間帯に作用する"責任インスリン"の量を増減する。

（2）"責任インスリン"の設定

責任インスリンの設定の例を以下に示す

例1：4回法の場合

（超）速効型インスリン

　朝食前のインスリン　→ 朝食～昼食の時間帯（昼食前血糖値で評価）

　昼食前のインスリン　→ 昼食～夕食の時間帯（夕食前血糖値で評価）

　夕食前のインスリン　→ 夕食～就寝前の時間帯（就寝前血糖値で評価）

　持効型インスリン　→ 1日通しての血糖値に影響（通常空腹時血糖値で評価）

朝前	昼前	夕前	寝る前	超速効型インスリン	持効型インスリン
104	259	126	192	6-4-4-0	0-0-0-10
98	195	107	174	6-4-4-0	0-0-0-10
108	232	149	201	6-4-4-0	0-0-0-10
105	155	168	217	8-2-4-0	0-0-0-10

　朝の血糖値はよいが、朝から昼にかけて血糖値が上昇傾向にあり朝前のインスリン量が不足しているため、増量した。また、昼から夕にかけて血糖値が低下傾向にあるため、昼前のインスリン量が過剰となっているため、昼のインスリンを減量した。その結果、朝から昼にかけて上昇傾向にあるものの、その前日までに比べて改善傾向にある。昼から夕にかけての血糖変化は少なくなった。

例2：2回法の場合（混合型、朝・夕2回）

朝食前のインスリン

　（超）速効型成分→朝食～昼食の時間帯（昼食前血糖値で評価）

　中間型成分→昼食～夕食の時間帯（夕食前血糖値で評価）

夕食前のインスリン

　（超）速効型成分→夕食～就寝前の時間帯（就寝前血糖値で評価）

　中間型成分→夜間～朝食の時間帯（朝食前血糖値で評価、ただし夜間の低血糖に注意）

朝前	昼前	夕前	寝る前	混合型インスリン
104	136	259	284	10-0-4-0
98	127	195	233	10-0-4-0
108	149	232	250	10-0-4-0
105	125	168	177	12-0-4-0

朝の血糖値はよいが、寝る前にかけて上昇傾向にあるため、朝のインスリン量を増量した。その結果、昼と夜の血糖値が改善している。

(3) 調整時の注意点

1. 暁現象 (dawn phenomenon)

　夜間からの成長ホルモンの分泌増加によって、明け方にインスリンの必要量が増加する。その結果血糖値が上昇するため、同時間帯に対応してインスリン量（中間型または持効型）を調整する必要がある。特に若年の1型糖尿病において顕著に認められる。

2. ソモジー効果 (Somogyi effect)

　低血糖後にインスリン拮抗ホルモンが増加するため、反跳性に高血糖を来す。

3. 早朝高血糖が認められた場合

　暁現象、夜間の低血糖によるソモジー効果のどちらの影響であるかを判断してインスリン量を調整する必要がある（**図2**）。ソモジー効果の影響であればインスリン増量により、かえって夜間の低血糖リスクを助長することとなり注意を要する。

	暁現象	ソモジー効果
原因	成長ホルモンの分泌により血糖値が上昇。それに対するインスリンの不足。	低血糖を回避しようとして糖が産生される。その結果としての高血糖。
症状	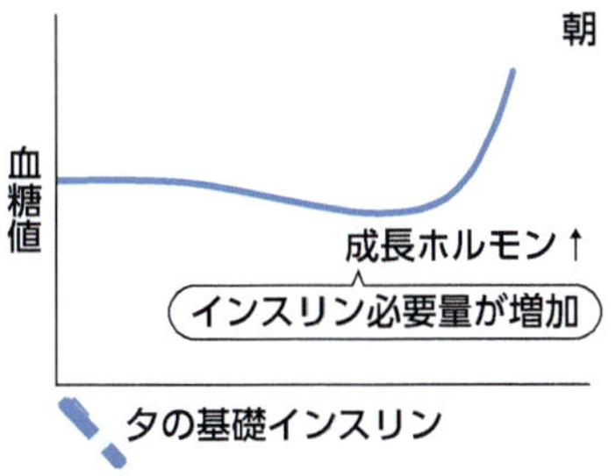 朝／血糖値／成長ホルモン↑／インスリン必要量が増加／夕の基礎インスリン	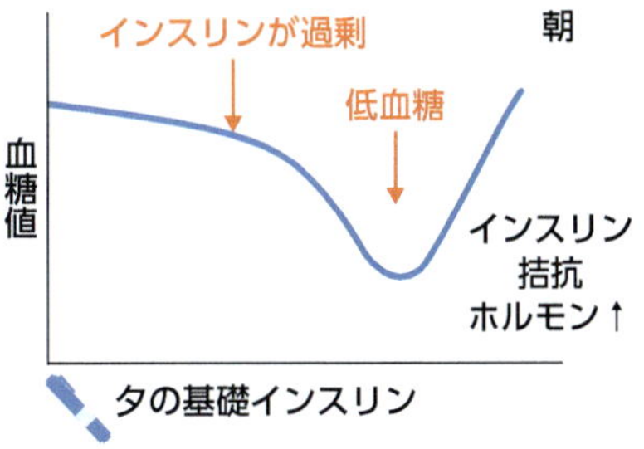 インスリンが過剰／朝／低血糖／血糖値／インスリン拮抗ホルモン↑／夕の基礎インスリン
対処	・ベーサルインスリンの増量	・ベーサルインスリンの減量 ・夕食前から眠前にかけて血糖低下が認められる場合は、眠前の責任インスリンの減量

図2. 暁現象とソモジー効果の違い

1型糖尿病におけるインスリン量の調整

　内因性インスリン分泌の極度の欠乏のため、頻回注射法（強化療法）による細かい調整が必要となる。前述のように生理的インスリン分泌パターンを模倣すべく食（直）前の（超）速効型と持効型（または中間型）インスリンを使用する。血糖変動がきわめて不安定になりやすく、インスリンスケールの設定やカーボカウントの活用などの工夫が必要である。アルゴリズム法による調整では、血糖の推移をよく観察した上で1～2単位の幅で調節を行う。頻繁な変更や同時に複数ポイントの変更を行うことは、かえって血糖の不安定につながる可能性があり、好ましくない。また、運動・活動量も血糖変動に影響するため、1日の行動パターンなども考慮して調節を行う。特に運動選手やマラソンなど強度の運動を行う場合には、適量の補食を含め、事前の血糖チェックと適正なインスリン量の指示が必要となる。

2型糖尿病におけるインスリン量の調整

　2型糖尿病においても強化インスリン療法を含めたインスリン療法による厳格な血糖コントロールが合併症の発症を予防しうることが明らかとなっている。1型ほどの不安定性は認められないことが多いが、基本的なインスリン量の調節は1型同様に行う。

　強化療法を行わないケースでも、選択されたインスリン製剤の特性に応じた用量調整が必要である。具体的には各製剤の作用発現時間を考慮し、血糖値の高低を確認しながら用量を増減する。

年齢に応じたインスリン量の調整

　若年者では合併症抑止のため、より厳格な血糖管理を目標とするが、食後高血糖の是正を図る一方、低血糖対策も大切である。特に無自覚性低血糖の可能性がある場合には、低血糖を起こしにくい製剤の選択や適度な補食などの配慮が必要である。

　高齢者では低血糖の回避が特に重要であり、高齢者のコントロール目標（**表2**）に沿って目標を設定し、自己管理能力に応じたインスリンレジメンの選択と緩徐かつ慎重な用量調整を行っていく。

表 2 ■高齢者糖尿病の血糖コントロール目標（HbA1c 値）

患者の特徴・健康状態[注1]		カテゴリー I ①認知機能正常 かつ ② ADL 自立		カテゴリー II ①軽度認知障害〜 軽度認知症 または ②手段的 ADL 低下、 基本的 ADL 自立	カテゴリー III ①中等度以上の認知症 または ②基本的 ADL 低下 または ③多くの併存疾患や機 能障害
重症低血糖が危惧される薬剤（インスリン製剤、SU 薬、グリニド薬など）の使用	なし[注2]	**7.0**% 未満		**7.0**% 未満	**8.0**% 未満
	あり[注3]	65 歳以上 75 歳未満 **7.5**% 未満 （下限 6.5%）	75 歳以上 **8.0**% 未満 （下限 7.0%）	**8.0**% 未満 （下限 7.0%）	**8.5**% 未満 （下限 7.5%）

治療目標は、年齢、罹病期間、低血糖の危険性、サポート体制などに加え、高齢者では認知機能や基本的 ADL、手段的 ADL、併存疾患なども考慮して個別に設定する。ただし、加齢に伴って重症低血糖の危険性が高くなることに十分注意する。

注 1：認知機能や基本的 ADL（着衣、移動、入浴、トイレの使用など）、手段的 ADL（IADL：買い物、食事の準備、服薬管理、金銭管理など）の評価に関しては、日本老年医学会のホームページ（http://www.jpn-geriat-soc.or.jp/）を参照する。エンドオブライフの状態では、著しい高血糖を防止し、それに伴う脱水や急性合併症を予防する治療を優先する。

注 2：高齢者糖尿病においても、合併症予防のための目標は 7.0% 未満である。ただし、適切な食事療法や運動療法だけで達成可能な場合、または薬物療法の副作用なく達成可能な場合の目標を 6.0% 未満、治療の強化が難しい場合の目標を 8.0% 未満とする。下限を設けない。カテゴリー III に該当する状態で、多剤併用による有害作用が懸念される場合や、重篤な併存疾患を有し、社会的サポートが乏しい場合などには、8.5% 未満を目標とすることも許容される。

注 3：糖尿病罹病期間も考慮し、合併症発症・進展阻止が優先される場合には、重症低血糖を予防する対策を講じつつ、個々の高齢者ごとに個別の目標や下限を設定してもよい。65 歳未満からこれらの薬剤を用いて治療中であり、かつ血糖コントロール状態が表の目標や下限を下回る場合には、基本的に現状を維持するが、重症低血糖に十分注意する。グリニド薬は、種類・使用量・血糖値などを勘案し、重症低血糖が危惧されない薬剤に分類される場合もある。

【重要な注意事項】
糖尿病治療薬の使用にあたっては、日本老年医学会編「高齢者の安全な薬物療法ガイドライン」を参照すること。薬剤使用時には多剤併用を避け、副作用の出現に十分に注意する。

（日本老年医学会・日本糖尿病学会 編・著．高齢者糖尿病診療ガイドライン 2017．東京，南江堂，2017，46 より転載）

2 病態に応じたインスリンの投与量の調整のリスク（有害事象とその対策等）

Point✎

- 種々のインスリン投与量調整法に特有のリスクを理解する。
- インスリン投与量の調整を実施する上でのリスク対策を知る。
- シックデイにおける対応。

「スライディングスケール法」による調整の問題点

　測定された血糖値に応じて、予め設定されているインスリン量を投与する「スライディングスケール法」による血糖調整は、基本的に血糖変動の要因についてのアセスメントを十分に行わない前提での指示によるものであり、問題を多く含んでいる。インスリン量の調節は、あくまで指示者（医師）が患者の状況（食事摂取や活動量、薬物、併存疾患の影響など）を考慮し、以後の血糖変動を予測してインスリン量を設定するのが基本とされる。安易なスケールの設定は逆に血糖値の不安定化をもたらし、適切なコントロールにつながらない可能性がある（例参照）。高血糖のためインスリンを増量した結果、血糖値が下がり、それに応じてインスリンを減量すると再び血糖値が上昇するという、いわゆる"ジェットコースター現象"（前述）を惹起するリスクがある。したがって、本特定行為においては「スライディングスケール法」によるインスリン投与量調節は推奨されない。

例：食事量に変動がある患者における不適切なスライディングスケール法の適用

スライディングスケールの設定

血糖値	インスリン指示
～60mg/dL	ブドウ糖 10g 服用
70～150mg/dL	なし
151～250mg/dL	超速効型インスリン4単位
251～350mg/dL	超速効型インスリン6単位
351mg/dL 以上	超速効型インスリン8単位

指示を実施した結果

時間帯	血糖値	食事摂取量	インスリン量	備考
6：00	114mg/dL	7割	なし	
12：00	284mg/dL	2割	超速効型 インスリン6単位	
15：00	76mg/dL			低血糖症状有

　朝食は摂取できるものの血糖値がそれほど高くなかったためインスリンは投与しないという指示であった。結果、昼食前に血糖値は上昇している。昼食は十分に摂取できなかったにもかかわらず、スライディングスケールで指示されたインスリンを投与したため低血糖を生じた。このようなケースでは、血糖値に応じたスライディングスケールでの血糖調節は適しておらず、むしろ食事量に応じたスケールの使用や食事状況をふまえた固定量の指示が望ましい。

「カーボカウント法」による調整

　炭水化物の摂取量に応じてインスリンの投与量を決める「（応用）カーボカウント法」では、実際の食品の中の炭水化物量の算定法を理解する必要がある。それが習得できると、食事内容に応じた調整が行えるために、食品の選択の幅が広がり、食事療法へのストレス軽減や自己管理ができているという自己効力感の強化になるメリットがある。一方で過度な糖質制限や過剰なエネルギー摂取になりかねず、食事療法の基本的事項を患者が十分に理解していることが不可欠である。

　血糖値に影響を及ぼす要因としては、炭水化物の他にも身体活動量や感染症などの併存疾患、月経、気温なども影響するため、炭水化物摂取量のみでインスリン量を決定しても血糖値が安定しないことがある。安易な適用には注意が必要である。

「責任インスリン方式」による調整

　血糖値の推移を振り返り、以後のインスリン量を決定する「責任インスリン方式」による調整では、数日間の血糖推移を見ながらインスリン量を決めていく（1日だけのデータで判断することは危険）。そのため、血糖値に影響を及ぼす要因が、ある程度安定している必要がある。

　1日の食事量や活動量などに応じてインスリン量を調整することも可能であり、例えば運動による血糖低下を回避するため、「午前の体操教室の日は、朝

食前のインスリンを 1 単位減らす」ということも責任インスリン方式による調整の一つである（例）。

例：超速効型 3 回注射の場合の運動日の調整

	朝	昼	夕
基本量の超速効型 インスリンの単位	6 単位	4 単位	4 単位
午前に運動があるとき	5 (-1) 単位	4 単位	4 単位
午後に運動があるとき	6 単位	3 (-1) 単位	4 単位

例：体操教室に月・水・金の午前に通い、昼前に低血糖傾向の場合

曜日	朝前	昼前	夕前	眠前	インスリン量 (Q-Q-Q)	備考
㊊	114	58 → 62	136	181	6-4-4	11 時ブドウ糖
火	109	122	116	154	6-4-4	
㊌	101	55 → 58	142	188	6-4-4	11 時 30 分 ブドウ糖
木	116	121	128	168	6-4-4	
㊎	110	99	112	145	5-4-4	朝 1 単位減量
土	107	111	125	157	6-4-4	

シックデイにおける対応

　感染等により発熱、下痢、嘔吐や食欲不振などの症状を呈する、いわゆるシックデイにおいては、通常のインスリン量調節とは異なる対処法が必要となる。

　まずは何よりもフィジカルアセスメントを入念に行い、状況を主治医に報告して、特定行為の継続実施を含め、主治医の指示を確認する。この場合、尿中ケトン体のチェックも重要である。シックデイでは食事摂取の有無に関わらず顕著な血糖上昇を呈することが多く、食事が摂れないことを理由に安易にインスリン注射を中止してはならない。

　十分な水分の摂取（補液も含め）による脱水の回避、食物（特に糖質）の可能な限りの摂取を心がけ、頻回（3〜4 時間ごと）の血糖チェックによる（超）速効型インスリンの追加投与（通常 2〜4 単位）を行うことで対応する。

3 外来でのインスリン療法と入院の適応

Point

- 外来におけるインスリン療法の導入における注意点を理解する。
- 血糖自己測定（SMBG）の活用について理解する。
- 外来診療中の入院の適応とメリットについて理解する。

外来でのインスリン療法の実際

1 外来におけるインスリン療法の導入

インスリン療法の導入の目的で入院する必要は必ずしもない。自己管理能力が十分と判断されれば十分、外来でインスリン導入が可能である。自己注射の手技は前述の通り簡便になっており、高齢者でも医師または医療スタッフによる1回の説明と資料の利用で習得できるケースが多い。

外来インスリン導入のメリットとしては、仕事、家族の世話や介護、ペットの世話など入院できない事情を抱えているケースでも、休みや代わりを探すことなくインスリン治療が開始できることがある。入院中は食事や活動など通常の生活環境と異なるため、入院して治療を決定しても退院後に個々の生活スタイルに合わせて再調整する必要があることから必ずしも理想的とは言えない。外来導入の場合には通常の生活を継続する中で治療を開始するため、生活スタイルに合わせた調整が初期の段階から可能である。

逆にデメリットとしては、医療者による血糖推移の確認が直ちにできないためコントロールが安定するまで時間を要する、インスリン注射・SMBGの手技の確認ができにくい、などの問題がある。

2 外来インスリン療法中のインスリン量の調節

SMBGのデータに基づいて「責任インスリン方式」によるインスリン量の調節を行うことが原則である。患者本人がSMBGを行えない場合は家族または介護者に依頼する。それでも不可能な場合には外来での随時血糖値・HbA1c値および食事摂取状況や生活パターンの確認や低血糖症状の有無によってインスリン量の調節を行うことになる。技術的には **CGM（持続血糖モニタリング）** や **FGM（フラッシュグルコースモニタリング）** の活用により、SMBGの手技に依らない詳細な血糖モニタリングを行うことが可能であるが、

用語解説

CGM (Continuous Glucose Monitoring) / FGM (Flash Glucose Monitoring)
専用の血糖センサーを皮下に装着し、皮下組織間質液中のグルコース濃度を連続的に測定し、得られたデータから数分ごとの平均値を記録する。CGMでは数日間の連続した測定が行える。最近、14日間連続で測定可能なセンサーにリーダーをかざすだけで血糖値を知ることができるFGMが実用可能になった。

その分コストは増える。

入院の適応

❶ 糖尿病ケトアシドーシス(DKA)・高浸透圧高血糖症候群(HSS)

インスリンの極端な欠乏とインスリン拮抗ホルモンの増加により、高血糖、高ケトン血症、アシドーシスを来した状態である DKA では、意識障害を伴う場合もあり、インスリンの経静脈投与による代謝失調の是正とともに輸液による水分やナトリウム補充が必要となるほか、電解質（カリウム・リンなど）を適宜確認して補正していく必要がある。また、アシドーシスや意識障害を認めない場合でも、血糖推移を確認しながら適度な血糖降下を図るべくインスリン量を微調整していく。一方、HSS においては高齢者、感染症及びその他の急性疾患、ステロイド等の特殊な薬剤の使用など複雑な病態を併発していることが多く、脱水の程度も著しい。単なる高血糖や脱水の是正のみならず、併存する病態への対応も行わなければならないなど、治療に難渋することもしばしばである。

❷ 血糖コントロール悪化の原因精査

比較的急激に血糖コントロールの悪化が認められた場合、単なる生活療法の問題（過食や運動不足）ではなく、潜在的な疾患（感染症を含む炎症性疾患や悪性腫瘍など）の併存や病態（インスリン分泌不全・抵抗性）の増悪が懸念される。外来での精査も可能ではあるが、入院の上、血糖管理を行いつつ原因精査を行うことが望まれる。特に体調不良や体重減少が顕著な場合には積極的適応となる。

❸ 高齢者

認知・身体機能低下などで自己注射・SMBG の手技の習得が十分でないと思われる場合や、低血糖を自覚できない可能性があるケースでは、当初目標血糖値をやや高めに設定し、慎重に推移を確認しながらインスリン量の調整を行っていく必要がある。特に同居の介護者がいない場合には入院の上、インスリン療法の適応についての再検討も含め、手技の習得に時間をかける必要がある。さらには、病態や家庭環境に応じた治療内容の調整や社会資源の活用についても検討する必要がある。

❹ 入院のメリット

(1)自己注射・SMBG手技の習得

　現在はプレフィルド製剤が主流であり、どのデバイスもほぼ同様な操作で簡便に注射ができるようになっているため、一般的にはそれほど時間をかけずに手技を習得できる。しかし昨今、認知症の発症要因に糖尿病またはその治療に伴う低血糖があり、認知症を有する患者では糖尿病が悪化しやすく低血糖のリスクも高いことが指摘されている。このような患者においても、インスリン分泌能の低下による高血糖に対してインスリン導入をせざるを得ないケースもあり、入院した上で手技の指導を十分に行い、習得の程度を確認しながら自宅療養の方針を決めることができる。

　どのような患者においても導入当初は、自己注射に対する恐怖心がある可能性もあり、心理面に配慮しながら注射に対する恐怖心を取り除き、注射手技に対する自信を持たせていくよう支援することが可能となる。

(2)インスリン量の調整

　血糖推移を見ながら、その都度投与量の調整を行うことが可能となる。特に血糖コントロールが著しく不良（HbA1c＞9％ など）の場合、インスリン療法で厳格に血糖管理を行えば、通常は1～2週間で糖毒性が解除され、安定したコントロールに移行することが可能となる。

　経口血糖降下薬を併用している場合には、その用量調節も血糖推移を確認しながら行える。また、網膜症や神経障害などの合併症を有する場合、緩徐なコントロールが望ましい場合もあるが、この調整も患者の理解力や実施能力に依存せずに行えるメリットがある。

(3)糖尿病治療方針の(再)検討

　外来治療中の食事摂取状況の把握を正確に行うことはむずかしい。入院食でエネルギー量が一定の状況での血糖推移を見ながら治療方針を見直す機会となる。特にCGM・FGMの活用により血糖値の日内変動が時々刻々と把握され、より詳細な薬剤の検討を行える。

　入院時の血糖コントロールがきわめて不良であっても、インスリンによる厳格な管理を行うことにより、食事療法または経口薬によりコントロールされる場合もある。

(4)糖尿病合併症の精査・加療

　血糖管理のみならず、種々の合併症について評価を行い、薬物治療を含めた治療方針の検討を行う。

❺ 入院のデメリット

　仕事や家庭を離れて一定期間入院するため、休暇の取得や家事の調整が必要
となる（週末や休暇を利用した入院を考慮することもある）。特に患者が介護
を行っている場合には、代わりの介護者を探さなければならない等、社会生活
に支障を来す可能性がある。

　また、入院と通常の生活では食事や活動量などが異なるため、入院で治療の
基本方針は決められるものの、薬物の用量などについては退院後に再調整する
必要がある。

4 インスリン療法に関する患者への説明

Point

・インスリンについてのわかりやすい説明の方法。
・インスリン注射の方法についての説明（実例）。
・インスリン療法開始時の注意点。

以下の各項目について、説明の実例を示す。

血糖値を調節するインスリン（患者への説明例）

「インスリンは膵臓のランゲルハンス島β細胞で作られるホルモンです。糖分を含む食べ物は分解され、ブドウ糖になり小腸から血液中に吸収されます。食事によって血液中のブドウ糖が増えると、インスリンが分泌され筋肉などに取り込まれます。また、取り込まれたものは、血液中のブドウ糖が減った際にエネルギーとして利用されます。このように、インスリンは血糖値を調節する働きがあります。しかし、糖尿病の患者さんの中には、インスリンの出方がとても少ない方がいます。そのような場合には特に、インスリン注射薬を使用して、不足しているインスリンを補う必要があるのです」

インスリンの使い方（患者への説明例）

「糖尿病はそのタイプにより基本的な治療方針が変わります。膵臓のランゲルハンス島β細胞が壊れてインスリンが出なくなってしまう1型糖尿病では、インスリン注射が必須となります。また、生活習慣に関連する2型糖尿病では、生活改善を中心に病状に応じて内服薬（経口血糖降下薬）やインスリン注射などが併用されます」

インスリン療法の実際（患者への説明例）

❶ インスリン分泌パターンの再現

「インスリン療法とは、体内で不足しているインスリンを注射で補う治療法です。膵臓からのインスリン分泌には、食事とは関わりなく1日を通してほ

ぼ一定量が分泌される「基礎分泌」と、食事などの血糖値の上昇に応じて分泌される「追加分泌」があります（p.20：図4、p.30：図6参照）。1型糖尿病では、「基礎分泌」「追加分泌」が共に障害されていますし、2型糖尿病では主に「追加分泌」が障害され（分泌量が少ない、あるいは速やかに分泌されない）、進行すると「基礎分泌」も障害される場合があります。どのような場合においても、健康な人のインスリン分泌パターンに近づけるように補充します。そのために適切なタイミングで適切な量のインスリンを注射する必要があります」

❷ 高血糖による悪循環

「高血糖になると、血液中に存在する大量のブドウ糖が膵臓を障害し、インスリンの分泌量を低下させたり、肝臓や筋肉などの組織でインスリンが効きにくくなる「インスリン抵抗性」という状態を引き起こしたりします。インスリン抵抗性が強くなると、血糖値を下げるためには、さらに多くのインスリンを必要としますが、基本的にインスリンの分泌量も低下しているため、血糖値はますます上昇するという悪循環に陥ります。この状態を「糖毒性」と言います。この状態をそのままにしておくと、糖尿病は悪化していきます。このため、内服薬で血糖値がコントロールできない場合には、インスリン注射を行うことになります。インスリン注射により確実に血糖値を下げることによって、インスリン分泌やインスリン抵抗性が改善し、その後の生活習慣に留意したり内服薬なども併用することで、インスリン注射をやめられるケースもあります」

❸ インスリン注射の種類

「インスリン注射薬は持続時間などの違いにより、超速効型、速効型、中間型、混合型、持効型の5種類に分けられます。それぞれ、「基礎分泌」を補うもの、「追加分泌」を補うもの、両者を補うもの、と役割に応じて使い分けます。

　基本的には正常な人のインスリン分泌パターンに近くなるよう、またそれぞれの患者さんの分泌能力に応じて、適当と思われる薬剤を選択します。より理想的なインスリンの分泌パターンを再現することが目標になりますが、患者さんの生活状況や治療の負担も考慮しながら注射の種類やタイミングを考えていきます」

❹ 注射薬の使い方

「現在のインスリン療法では、ペン型の注入器を使用することが主流です。ペン型注射器に専用の針を注射の度に取り付けて注射します。注射液が濁っている懸濁製剤では、使用の前に十分混和する必要があります（**図3**）

　インスリンの注射部位は、①腹部、②上腕、③臀部、③大腿部になりますが、

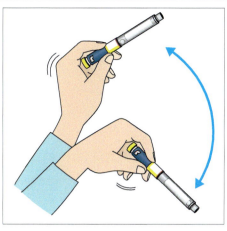
①白濁したインスリンは、十分にローリング後、均一になるように10回以上、上下に振る。

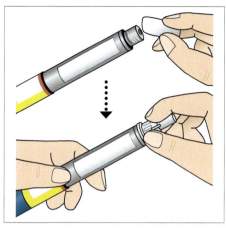
②ゴム栓を消毒して、新しい注射針をまっすぐ差し込み、止まるまで回し取りつける。

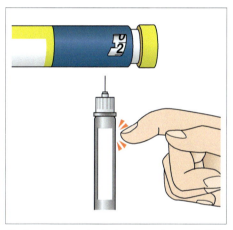
③ダイヤル表示を「2」にセットし、上部をはじいて空気を上に集める。

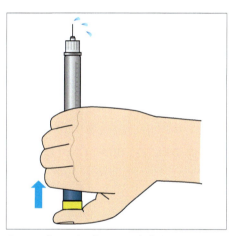
④注入ボタンをダイヤルが「0」になるまで押し、薬液が出ることを確認する。

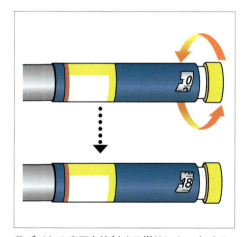
⑤ダイヤル表示を注射する単位にセットする。

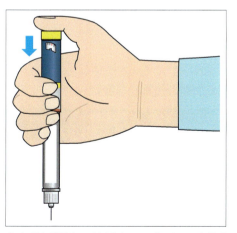
⑥皮膚を消毒し、注射する。ダイヤルが「0」になったら6秒以上待ち、注入ボタンを押したまま抜く

図3. 注射の方法

①から④の順に吸収が遅くなります。主治医の指示に従い、なるべく腹部であれば腹部に統一できるようにします。また、いつも同じ場所に注射をすると、皮膚がへこんだり、膨れたり、硬くなることがあり、インスリンの吸収も悪くなります。2〜3cm はずらして注射するようにしましょう」

❺ 低血糖について

「インスリン療法中は、低血糖に注意する必要があります。低血糖とは血糖値が正常範囲以下（通常 70mg/dL 未満）にまで下がった状態のことを言い、冷や汗、動悸、意識障害、けいれん、手足の震えなどの症状が出ます（**表3**）。

低血糖症状があった際には、ブドウ糖（錠剤やゼリー状のものを含む）を 10g（砂糖であれば 20g）とるか、同等の糖分を含む市販の飲料などを飲みます。α-グルコシダーゼ阻害薬を服用している場合には、砂糖は十分吸収されないので、必ずブドウ糖を服用します」

❻ 体調が悪い時

「糖尿病の治療中に、発熱や下痢、嘔吐などを起こしたり、食事が十分にできない状態をシックデイと言います。シックデイの時は、血糖をうまくコントロールすることができない場合もあります。嘔吐や下痢がひどく半日以上続く、食事が全くとれない、高血糖が 1 日以上続くなどの症状がある場合には、受診してください」

表3 ■低血糖の代表的な症状

血糖値 (mg/dL)	症状	補足
60	発汗、動悸、手指の震え、熱感、不安感、悪寒	自律神経の症状（警告症状）
50	集中困難、脱力感、眠気、めまい、疲労感、ものがぼやけて見える	中枢神経のグルコース欠乏症
40	嗜眠※	
30	けいれん（四肢、または全身）、昏睡	
※意識障害の程度を示す。半ば眠ったような状態で刺激を与えないと覚醒しない		

（1）シックデイ時の対応

「脱水症状を起こしやすくなるので、1日少なくとも1リットル以上の水分をとりましょう」

「何も食べないのではなく、少しずつこまめにとる。冷たい牛乳や炭酸飲料、消化の悪いものは控えて、消化の良いものを摂取しましょう」

「こまめに血糖を測りましょう」

（2）シックデイ時の薬物療法の判断

「事前に主治医に確認しておきましょう」

（3）基本的な考え方

1．1型糖尿病

「インスリンは必ず継続して注射します（投与量は適宜変更されます）」

2．2型糖尿病

「食事摂取状況や血糖値に応じてインスリン量を調節します」

❼ インスリン製剤の保存

（1）未使用のインスリン製剤

「冷蔵庫（2〜8℃）で保存します。凍らないように注意が必要です」

（2）使用中のインスリン製剤

「室温で保存します。直射日光を避けて1〜30℃の範囲を超えないようにしましょう」

「車内など温度の上がる場所に置かないでください」

「飛行機に乗る際は、必ず手荷物にして機内に持ち込んでください」

❽ 使用後の針等の処分

「使用済みの注射針や注射器の捨て方は、医療機関や各自治体により異なります。必ず医療機関及びお住まいの市区町村に確認してください。一般的には、インスリンを処方しているかかりつけの病院やかかりつけの薬局で回収となります。使用済みの針等を持ち運ぶ際には、使用後の針を刺してしまわないように、専用の容器などに入れて持ち運びましょう」

インスリン療法中の食事療法や運動療法（患者への説明例）

① 糖尿病の治療の基本

　「食事療法と運動療法と必要時の薬物療法が3本柱です。経口薬やインスリン療法が始まっても、食事療法や運動療法を継続する必要があります」

② インスリン療法中の食事療法

　「インスリン療法を開始時にご飯やパンなど炭水化物を極端に減らすことは避けましょう。バランスの良い、規則正しい食事が大切です」

③ インスリン療法中の運動療法

　「食事の前は血糖値が下がってきているため、食事の前に運動をすることはなるべく避けます。食事を済ませて1時間程度してから運動を行うとよいでしょう。また、週に3日以上行うことで効果が期待できます」

血糖測定（患者への説明例）

　「より良い血糖コントロールのために、自分で血糖値を測定し、血糖値の変化を把握します。食事や運動が血糖値に影響するため、生活の記録も同時に行うと役立ちます」

演習事例

病態に応じたインスリン製剤の調整の判断基準

2章

演習事例：病態に応じたインスリン製剤の調整の判断基準

①低血糖患者の対応

症例　　：64歳、男性、左下肢糖尿病性壊疽

現病歴　：1か月前より左足の疼痛・腫脹・発赤あり。ガス壊疽の診断のもとデブリドマン施行したが改善なく、下腿切断術を施行した。術後経過は順調でリハビリを開始。インスリン強化療法による血糖管理を行っていたところ、昼食前に低血糖を生じるようになった。

既往歴　：糖尿病（入院前はメトホルミン・DPP-4阻害薬内服）、脳梗塞

生活歴　：独居、バッジ製作業

身体所見：170cm、66.5kg、左膝下切断術後、創部は乾燥し発赤・腫脹・疼痛なし、血圧126/78、体温36.2℃、脈拍68/分・整

検査所見：WBC 4,700、RBC 641万、Hb 10.2 g/dL、TP 6.3 g/dL、Alb 2.2 g/dL、CRP 0.496 mg/dL、BUN 19.6 mg/dL、Cr 0.92 mg/dL、GOT 21 U/L、GPT 19 U/L、HbA1c 11.9%（入院時）

患者のアセスメント

①全身状態の評価

　バイタルサインは安定しており、創部の炎症所見も認められない。栄養状態は炎症等の影響で低蛋白血症を認めるものの、食事摂取は十分できており、今後の改善が見込まれる。全身状態は落ち着いているといえる。リハビリ開始に伴い活動量が増加した結果、血糖値が低下している可能性がある。

②インスリンの効果について（いつどのように判定するべきか）

1) 治療内容について

　1日4回のインスリン注射（強化療法）を行っており、食事摂取状況やリハビリを含む運動量などに応じた血糖変動に対し、適宜「責任インスリン方式」に基づく調節が必要である。指示エネルギー量は1800 kcal/日であり、ほぼ全量を摂取している。午前中にリハビリを実施しており、それにより昼食前に血糖低下を来している可能性が高い。

2) 効果の判定

　血糖値の記録から安定性を確認する。低血糖の回避を主眼におき、インスリン量調節後の血糖変動について確認する。最終的に目標とする血糖コントロールを達成する。

治療計画

①糖尿病薬物療法

60歳代で重篤な合併症を生じたケースであり、今後適正な血糖管理が必要である。過去に治療中断の経緯があり、今後の治療継続の必要性について理解を促す。基本的にインスリン療法の継続が必要か、経口薬への変更が可能かなど、主治医に確認する。インスリン療法継続の場合には自己注射や血糖自己測定の指導が必要となる。

②食事療法

独居であることをふまえた栄養指導および支援対策。

③運動療法

リハビリを兼ねた運動療法の継続。

④合併症のチェック

全身的な合併症の確認とフォローが必要。

患者・家族への説明・指導

- インスリン療法の意義について
- 血糖値に影響する要因について
- 低血糖を生じた原因について
- 低血糖の症状と治療について

手順書に基づく行為の実践

①手順書に係る特定行為の対象となる患者

インスリン製剤を既に使用中の1型または2型糖尿病患者で、自覚症状、他覚所見、かつ検査結果から低血糖または高血糖の状態にあると考えられる患者。
- ・自律神経障害で無自覚性低血糖のある人は除く
- ・極度に痩せている患者や体格の小さな高齢者も注意が必要

インスリンを使用しており、血糖変動があるため対象となる患者と考える。

②患者の病状の範囲

1) バイタルサインが安定している
2) 重度の高血糖によると思われる症状が存在しない（意識障害、不穏、強い倦怠感、口渇、多飲、多尿など）
3) 重度の低血糖によると思われる症状が存在しない（意識障害、不穏など）
4) 高血糖や低血糖が、感染症、悪性疾患など他の重大な疾患による二時的なものではない
→どれか一項目でも該当しないものがあれば、担当医に連絡

バイタルサインおよび全身状態は安定しており、病状の範囲内と判断する。
低血糖は重度でない。

③診療補助内容

インスリンの投与量の調整

表1 ■血糖値の推移の確認

日付	朝前	昼前	夕前	就寝前	ヒューマログ*	グラルギン	主食量
3月27日	103	96	127	91	8-10-6-0	0-0-0-10	10-10-10
3月28日	113	80	131	125	8-10-6-0	0-0-0-10	10-10-10
3月29日	110	65	118	119	8-10-6-0	0-0-0-10	10-10-10
3月30日	117	71	156	112	8-10-6-0	0-0-0-10	10-10-10
3月31日	117	74	158	114	8-10-6-0	0-0-0-10	10-10-10

昼に低血糖を起こしている。朝の超速効型インスリン量が相対的過剰となっていると考え、2単位減量し、6単位とする。また、昼食前から夕食前にかけては上昇が認められており、昼食前のインスリン量は不足していると考え2単位増量とする。対して就寝前血糖値から翌朝にかけての血糖値は低めであり、夜間低血糖のリスク回避のため夕のインスリンを減量、グラルギンの適正量についても今後減量の方向での検討が必要と考えた。

④特定行為を行う時に確認すべき事項

変更後の投与量を、直ちに投与した場合
1) 意識状態、バイタルサインの変化なし
2) 注射部位の皮膚に異常が無い
3) 食事摂取量の低下（特に食前のインスリンを増量した場合）
→ 1つでもあれば、医師に連絡

次回からの投与量の調整を行い、その場では投与を行わなかった場合
　1）低血糖発作と思われる症状が出現した場合の対処法の指導
　2）生活を含めたアセスメントの実施や生活指導
　3）次回の血糖値の評価時期の決定と診療記録への明記

　次回からの投与量の調整を行ったため、その後の血糖変動に注意していく。また、夕から眠前にかけての血糖低下も認められているため、この部分の変動にも今後注意をしていく。

⑤調整後の確認
表2■調整後の血糖値

日付	朝前	昼前	夕前	眠前	ヒューマログ®	グラルギン	主食量
3月30日	117	71	156	112	8-10-6-0	0-0-0-10	10-10-10
3月31日	117	74	158	114	8-10-6-0	0-0-0-10	10-10-10
4月1日	122	133	118	113	6-12-6-0	0-0-0-10	10-10-10
4月2日	109	94	132	122	6-12-6-0	0-0-0-10	10-10-10
4月3日	132	125	105	103	6-12-6-0	0-0-0-10	10-10-10

　朝食前のインスリンを減量したことで、昼食前の血糖値は上昇した。夕食前血糖値も改善傾向にあり、経過を観察していく。また、夕食前血糖から眠前にかけては低下傾向であり、夕食前のインスリンは過剰であり、2単位減量する。グラルギンについては変更せず、経過観察とした。

②入院後、高血糖が持続する患者の対応

症例　：68歳、男性、左大腿骨転子部骨折

現病歴：大量飲酒した後、泥酔状態で転倒し、上記診断で入院。入院後、発熱、インフルエンザ抗原陽性であり手術が延期となった。入院前はアナグリプチン25mgの内服を行っており、入院時HbA1cは6.3%であった。入院後、血糖高値が続き、スライディングスケールを用いたインスリンの皮下注で経過を見ていたが改善が十分でなく、周術期の管理のため強化療法へ変更した。インフルエンザについては抗ウイルス薬の投与により解熱し、食事摂取も良好である。

既往歴：糖尿病腎症・慢性腎不全（透析療法中）、アルコール性肝硬変（食道静脈瘤あり）、アルコール依存症

生活歴：妻と二人暮らし、飲食店経営　飲酒は焼酎1000〜1500mL・喫煙は55歳時まで50本/日、アレルギーなし、入院前のADLは「自立」

身体所見：165cm、62.5kg、血圧140/76、体温　36.7℃、脈拍74/分・整

検査所見：（入院時）HbA1c 6.3%、血清糖 231 mg/dL、WBC 5.96 × 10³、RBC 2.29 × 10³、Hb 8.1 g/dL、TP 5.3 g/dL、Alb 2.7 g/dL、CRP 0.2 mg/dL、（入院7日目）WBC 5.24 × 10³、RBC 2.20 × 10³、Hb 7.5 g/dL、TP 5.6 g/dL、Alb 2.2 g/dL、CRP 6.120

入院4日目にインフルエンザ抗原A陽性

指示エネルギー量：透析食1800kcal

患者のアセスメント

①全身状態の評価

　入院直後にインフルエンザに罹患したが、抗ウイルス薬の投与により改善し、ほぼ完治している。血糖コントロールについては、入院時のHbA1cは良好だが、実際の血清糖は高く、腎不全・貧血によって低値を呈している可能性がある。感染による影響は軽減しているが、手術までは床上安静であり、受傷に起因するストレス及び活動量の低下からも血糖値の改善は望みにくく、インスリン療法による厳格なコントロールが必要である。

②インスリンの効果について（いつどのように判定するべきか）

1）治療内容について

　インスリン強化療法へ移行した時点で、高血糖が続いており、手術に向けてインスリン量を調整していく必要がある。

2）効果の判定

血糖値の推移や食事摂取量を確認する。血糖が高い場合は、各時間帯 2～4 単位程度の幅で「責任インスリン」の考え方に基づき調整を行う。

血糖が安定してきたら、3 日間程度観察した上で必要に応じてインスリン量の調整を行うようにする。

糖毒性の解除による血糖低下に留意しておく。

③考えておくべき副作用について

- 低血糖
- 急激な血糖コントロール改善に伴う網膜症・神経障害（疼痛・しびれ）の一時的な悪化
- インスリン製剤のアレルギー反応

④今後必要な検査

- 網膜症の状態の評価（眼科医に依頼）
- その他合併症の評価

治療計画

①薬物療法

透析療法を行っており、使用できる薬剤に制限がある。特に周術期はインスリン（強化療法）でコントロールすることが望ましい。創部の状態が安定したところで退院に向けて経口薬への変更を検討していく。

②食事療法

1800kcal/ 日継続、栄養指導の実施

患者・家族への説明・指導

- 周術期の血糖管理について、高血糖による手術のリスクを説明する。
- インスリンの働きとインスリン療法について
- 周術期の血糖管理方針について：インスリン療法の必要性を説明する。
- 薬物療法の副作用について：低血糖症状や対処方法について、患者本人の理解力の確認とともに説明する。

手順書に基づく行為の実践

①手順書に係る特定行為の対象となる患者

インスリン製剤を既に使用中の1型または2型糖尿病患者で、自覚症状、他覚所見、かつ検査結果から低血糖または高血糖の状態にあると考えられる患者。
- 自律神経障害で無自覚性低血糖のある人は除く
- 極度に痩せている患者や体格の小さな高齢者も注意が必要

　入院後に感染症を併発、インスリン強化療法により血糖コントロールを始めたところであり、血糖は安定していない。手術に向けてインスリン投与量の調整を行っていく必要があるため対象の患者となると考える。

②患者の病状の範囲

1) バイタルサインが安定している
2) 重度の高血糖によると思われる症状が存在しない（意識障害、不穏、強い倦怠感、口渇、多飲、多尿など）
3) 重度の低血糖によると思われる症状が存在しない（意識障害、不穏など）
4) 高血糖や低血糖が、感染症、悪性疾患など他の重大な疾患による二時的なものではない
→どれか一項目でも該当しないものがあれば、担当医に連絡

　感染症からは回復し病状は安定しており、病状の範囲内と判断する。

③診療補助内容

インスリンの投与量の調整

表3 ■血糖値の推移の確認

日付	朝前	昼前	夕前	眠前	ヒューマリン®（スケール）	ヒューマログ®	グラルギン	主食量
1月29日	214	255	286	266	6-8-8			10-10-10
1月30日 HD	241	207	285	285	6-6-8			10-10-10
1月31日	192	314	238	301	4-10	0-0-8-0	0-0-0-4	10-10-10
2月1日 HD	235	207	288	284		8-8-8-0	0-0-0-4	10-10-10
2月2日	238	292	359	292		8-8-8-0	0-0-0-4	10-10-10

　血糖コントロールは極めて不良であり、1月31日夕からインスリン強化療法に変更した。空腹時血糖の高値に対しては持効型インスリンを就寝前4単位皮下注より、また超速効型はひとまず各食前

8単位で開始した。透析（HD）は午前中に行うため昼食時間がずれ、透析日以外と比べて血糖値は若干下がる傾向にある。日中おしなべて血糖は高値であり、糖毒性の影響もあると考え、全体的にインスリンを増量の方針とした。

④特定行為を行う時に確認すべき事項

変更後の投与量を、直ちに投与した場合
1) 意識状態、バイタルサインの変化なし
2) 注射部位の皮膚に異常が無い
3) 食事摂取量の低下（特に食前のインスリンを増量した場合）
→ 1つでもあれば、医師に連絡

次回からの投与量の調整を行い、その場では投与を行わなかった場合
1) 低血糖発作と思われる症状が出現した場合の対処法の指導
2) 生活を含めたアセスメントの実施や生活指導
3) 次回の血糖値の評価時期の決定と診療記録への明記

「次回からの投与量の調整」に該当するため、その後の血糖変動に注意していく。

⑤調整後の確認
表4 ■調整後の血糖値

日付	朝前	昼前	夕前	眠前	ヒューマログ®	グラルギン	主食量
2月1日HD	235	207	288	284	8-8-8-0	0-0-0-4	10-10-10
2月2日	238	292	359	292	8-8-8-0	0-0-0-4	10-10-10
2月3日HD	260	149	238	202	12-12-12-0	0-0-0-8	10-10-10
2月4日	232	235	295	209	12-12-12-0	0-0-0-8	10-10-10
2月5日	223	243	359	190	12-12-12-0	0-0-0-8	10-10-10

インスリンを計16単位増量し、眠前が改善傾向にあるが、全体的にはまだ高めで推移している。糖毒性の影響が持続しているためかインスリンの必要量が多い状況である。朝食前の血糖値の高値が続いており持効型インスリンを4単位増量、昼から夕にかけての血糖上昇が認められているため昼のインスリンを2単位増量とする。透析日の朝のインスリン量の調整については経過を見て減量についても検討する。

［インスリンの投与量の調整］

ＩＤ _____

患者氏名 _____

生年月日 _____

指示医師 _____

実施担当看護師 _____

開始日 _____年 _____月 _____日

中止日 _____年 _____月 _____日

手順書

```
＜当該手順書に関わる特定行為の対象となる患者＞
インスリン製剤で既に加療を行っている１型または２型糖尿病患者で、下記に該当すると考えられる者
・ 病状が比較的安定した患者のうち、１日の一定時刻における血糖値が目標値に達していない者
・ 自覚症状・他覚所見から低血糖が疑われ、血糖測定により診断が確定した者（自覚症状・他覚所見に
  乏しくても、定時の血糖測定で明らかな低値が証明されれば　該当症例に含める）
☆ 自律神経障害等により無自覚性低血糖のある者は除く
☆ 極度に痩せ、あるいは体格の小さな高齢者については注意を要する。
```

＜看護師に診療の補助を行わせる患者の病状の範囲＞

内　容	アセスメントガイド
・意識状態の変化がない ・バイタルサインが安定している ・高血糖の症状（意識障害・不穏・強い倦怠感・口渇・多飲・多尿など）がない ・重度の低血糖によると思われる症状が存在しない ・高血糖や低血糖が悪性疾患等の他の重大疾患による二次的なものではない ・感染症に伴う高血糖や低血糖の場合は、原因疾患に対する治療が行われている	感染症等に伴うシックデイにおける調整は、原因疾患に対する治療により病状が改善するまでの間の対応である。病状の変化に応じたタイムリーな調整が必要であり、血糖値の動きに十分注意する。外来または在宅患者の場合、近辺に主治医がいないこともあり、適宜連絡のうえ相談するなど、慎重な対応が求められる。

＜診療の補助の内容＞

内　容	アセスメントガイド
インスリン投与量の調整 インスリン注射量の自己調節の指導	外来でインスリン療法を導入する場合にも適用されうる。 患者が自己調節を行う必要がある場合には、主治医により決定された基本方針に則り、その指導にあたることも特定行為の範疇と考える。

1

[インスリンの投与量の調整]

<特定行為を行うときに確認すべき事項　実施前、実施中、実施後>

内　容	アセスメントガイド
実施前：使用するインスリン製剤および注射回数・タイミング、血糖モニタリングの方法、併存疾患およびその治療の有無、栄養補給法（補液・経管を含む）および摂取状況、検査等に伴う食事摂取量の変化（食止め）の予定、患者の ADL・認知機能・病状や治療についての理解度 実施中：血糖値の推移、低血糖症状の有無、生活状況（生活環境、食事摂取量、活動量等）の変化、意識レベル・バイタルサインの変化、注射部位の異常、その他感染徴候の有無、患者自身の治療経過についての理解度 実施後：血糖コントロール目標の達成度、低血糖の有無、病状の変化、治療方針変更の可能性、主治医診察の予定	基本的に患者ごとの個別対応が必要であり、別途主治医により作成される指示書に従って行為を実施する。確認すべき事項は指示書にチェックリストとして設定される。 血糖管理を行う際には適切な栄養補給がなされていることが前提となり、疑問がある場合には主治医に確認する必要がある。 インスリン投与量の他に血糖値に影響を及ぼす要因（食事摂取量・活動量・併存疾患・薬剤等）の把握は常に必要であり、それらの状況に応じて特定行為実施の可否が決定される。

<医療の安全を確保するために医師・歯科医師との連絡が必要となった場合の連絡体制>

内　容	アセスメントガイド
内科・外科：主治医・担当医（研修医の場合は上級指導医） その他の診療科：糖尿病ラウンド担当医 当直帯：上記医師または日・当直医	主治医・担当医および糖尿病ラウンド担当医は常に緊急連絡先を明示しておく。

<特定行為を行った後の医師・歯科医師に対する報告の方法

内　容	アセスメントガイド
1．看護記録への記載（医師カルテより閲覧可） 2．患者 ID 付き院内メールでの報告	医師が診療録を開いた際に出てくるのは、当該の医師カルテのみであり、看護記録は意図的に読み込む必要がある。 記録後に院内メールで行為を実施したことを報告する。

平成 29 年 8 月作成

血糖コントロールに係る薬剤投与関連　チェックリスト

ID
患者氏名　　　　　　　　　　　　　指示開始日　　　年　　　　月　　　　日
生年月日　　　　　　　　　　　　　指示中止日　　　年　　　　月　　　　日

指示医師
実施担当看護師

　　　　　　　　　　↓選択
糖尿病の分類：

指示内容
下記目標範囲に血糖値が入るようにインスリン量を増減してください

＊目標血糖値（プルダウンで入力）

時間帯	血糖範囲	
		mg/dl
		mg/dl
		mg/dl
寝る前	設定なし	mg/dl

＊インスリン量の調整幅　　↓選択
1回の調整単位　　　　　　　　　単位
1日の調整単位　　　　　　　　　単位まで

予定の食止め検査時のインスリン指示変更実施の可否
　　　☐　　対応可

実施前の連絡
　　　☐　　必要
　　　☐　　不要

実施後の報告
　　　☐　　電話
　　　☐　　メール

確認項目：チェックのついている項目は、実施の前・中・後で確認してください
　　　☐　　食事量の変化
　　　☐　　栄養投与経路の変更　経口・経管・経静脈
　　　☐　　輸液の実施の有無と内容の変化
　　　☐　　主疾患の治療内容の変化
　　　☐　　病状の変化
　　　☐　　活動量の変化
　　　☐　　注射部位の異常
　　　☐　　ADL（体動不可・主にベッド上で生活・車椅子・補助具使用
　　　☐　　低血糖の認識が可能か

学習参考文献

1）植村内科クリニック. インスリン調節法 ABC －製剤の種類と投与法・調節の仕方について－. 〈http://www.uemura-clinic.com/dmlecture/insulintx.htm〉, （2018 年 5 月閲覧）.

2）SANOFI. 糖尿病がよくわかる DMTOWN. インスリン製剤を知る. 〈https://www.dm-town.com/life/ryouhou03.html?link_id=sd09〉, （2018 年 5 月閲覧）.

3）メディカルノート. カーボカウントとは。糖尿病対策のための血糖値コントロール法. 〈https://medicalnote.jp/contents/151020-000026-URLWAL〉, （2018 年 5 月閲覧）.

4）カーボカウント. 〈http://www.med.osaka-cu.ac.jp/pediat/pdf/reserch13.pdf〉, （2018 年 5 月閲覧）.

5）糖尿病ケアプロトコール作成合同委員会著. インスリン使用患者ケアプロトコール：2 型糖尿病患者版. 日本糖尿病教育・看護学会誌.（20）1, 2016, 83-97.

6）日本糖尿病教育・看護学会編. 糖尿病看護ベストプラクティスインスリン療法, 東京, 日本看護協会出版会, 2014.

7）日本糖尿病教育・看護学会編. 糖尿病に強い看護師育成支援テキスト, 東京, 日本看護協会出版会, 2008.

8）福井トシ子監修ほか著. ライフステージから理解する糖尿病看護：事例で学ぶアセスメントのポイント, 東京, 中央法規出版, 2013.

資料編

特定行為に係る看護師の研修制度の概要

本資料編は、2021年4月時点までの厚生労働省令等の内容に対応しています。

特定行為に係る看護師の研修制度の概要

　特定行為に係る看護師の研修制度は、「地域における医療及び介護の総合的な確保を推進するための関係法律の整備等に関する法律」（平成 26 年法律第 83 号）により、「保健師助産師看護師法」（昭和 23 年法律第 203 号）の一部が改正され、平成 27 年 10 月 1 日から施行されることとなった。これに伴い、平成 27 年 3 月 13 日に、「保健師助産師看護師法第 37 条の 2 第 2 項第 1 号に規定する特定行為及び同項第 4 号に規定する特定行為研修に関する省令」（平成 27 年厚生労働省第 33 号、以下、「特定行為研修省令」という）が公布され、同 10 月 1 日から施行されることとなった。
　この新たな研修制度は、看護師が手順書により行う特定行為を標準化することにより、今後の在宅医療等を支えていく看護師を計画的に育成していくことを目的としている。

制度創設の目的

　2025 年に向けて、さらなる在宅医療などの推進を図っていくためには、個別に熟練した看護師のみでは足りず、医師の判断を待たずに、手順書により、一定の診療の補助を行う看護師を養成し、確保する必要がある。本制度では、診療の補助のうち、実践的な理解力、思考力及び判断力並びに高度かつ専門的な知識及び技能が特に必要とされるもの（特定行為）を明確化し、手順書により特定行為を行う看護師への研修が義務化されている。また、特定行為を手順書（医師又は歯科医師が看護師に診療の補助を行わせるためにその指示として作成する文書）により行う看護師は、指定研修機関（1 又は 2 以上の特定行為区分に係る特定行為研修を行う学校、病院その他の者であって、厚生労働大臣が指定するもの）において、当該特定行為の特定行為区分に係る特定行為研修を受けなければならない（保健師助産師看護師法第 37 条の 2　2015.10.1 より施行）。

特定行為とは

　特定行為とは、診療の補助であって、看護師が手順書により行う場合は、実践的な理解力、思考力及び判断力並びに高度かつ専門的な知識及び技能が特に必要とされるもので 38 行為である（**図 1、表 1**）。

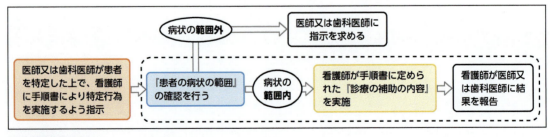

図 1. 特定行為とは
厚生労働省「特定行為に係る看護師の研修制度」より引用

表 1. 特定行為 38 行為

＊「歯科医行為」の場合は「医師」を「歯科医師」と読み替えるものとする

特定行為	特定行為の概要
経口用気管チューブ又は経鼻用気管チューブの位置の調整	医師の指示の下、手順書により、身体所見（呼吸音、一回換気量、胸郭の上がり等）及び検査結果（経皮的動脈血酸素飽和度（SpO₂）、レントゲン所見等）等が医師から指示された病状の範囲にあることを確認し、適切な部位に位置するように、経口用気管チューブ又は経鼻用気管チューブの深さの調整を行う。
侵襲的陽圧換気の設定の変更	医師の指示の下、手順書により、身体所見（人工呼吸器との同調、一回換気量、意識レベル等）及び検査結果（動脈血液ガス分析、経皮的動脈血酸素飽和度（SpO₂）等）等が医師から指示された病状の範囲にあることを確認し、酸素濃度や換気様式、呼吸回数、一回換気量等の人工呼吸器の設定条件を変更する。
非侵襲的陽圧換気の設定の変更	医師の指示の下、手順書により、身体所見（呼吸状態、気道の分泌物の量、努力呼吸の有無、意識レベル等）及び検査結果（動脈血液ガス分析、経皮的動脈血酸素飽和度（SpO₂）等）等が医師から指示された病状の範囲にあることを確認し、非侵襲的陽圧換気療法（NPPV）の設定条件を変更する。
人工呼吸管理がなされている者に対する鎮静薬の投与量の調整	医師の指示の下、手順書により、身体所見（睡眠や覚醒のリズム、呼吸状態、人工呼吸器との同調等）及び検査結果（動脈血液ガス分析、経皮的動脈血酸素飽和度（SpO₂）等）等が医師から指示された病状の範囲にあることを確認し、鎮静薬の投与量の調整を行う。
人工呼吸器からの離脱	医師の指示の下、手順書により、身体所見（呼吸状態、一回換気量、努力呼吸の有無、意識レベル等）、検査結果（動脈血液ガス分析、経皮的動脈血酸素飽和度（SpO₂）等）及び血行動態等が医師から指示された病状の範囲にあることを確認し、人工呼吸器からの離脱（ウィーニング）を行う。
気管カニューレの交換	医師の指示の下、手順書により、気管カニューレの状態（カニューレ内の分泌物の貯留、内腔の狭窄の有無等）、身体所見（呼吸状態等）及び検査結果（経皮的動脈血酸素飽和度（SpO₂）等）等が医師から指示された病状の範囲にあることを確認し、留置されている気管カニューレの交換を行う。
一時的ペースメーカの操作及び管理	医師の指示の下、手順書により、身体所見（血圧、自脈とペーシングとの調和、動悸の有無、めまい、呼吸困難感等）及び検査結果（心電図モニター所見等）等が医師から指示された病状の範囲にあることを確認し、ペースメーカの操作及び管理を行う。
一時的ペースメーカリードの抜去	医師の指示の下、手順書により、身体所見（血圧、自脈とペーシングとの調和、動悸の有無、めまい、呼吸困難感等）及び検査結果（心電図モニター所見等）等が医師から指示された病状の範囲にあることを確認し、経静脈的に挿入され右心室内に留置されているリードを抜去する。抜去部は、縫合、結紮閉鎖又は閉塞性ドレッシング剤の貼付を行う。縫合糸で固定されている場合は抜糸を行う。
経皮的心肺補助装置の操作及び管理	医師の指示の下、手順書により、身体所見（挿入部の状態、末梢冷感の有無、尿量等）、血行動態（収縮期圧、肺動脈楔入圧（PCWP）、心係数（CI）、混合静脈血酸素飽和度（SvO₂）、中心静脈圧（CVP）等）及び検査結果（活性化凝固時間（ACT）等）等が医師から指示された病状の範囲にあることを確認し、経皮的心肺補助装置（PCPS）の操作及び管理を行う。
大動脈内バルーンパンピングからの離脱を行うときの補助の頻度の調整	医師の指示の下、手順書により、身体所見（胸部症状、呼吸困難感の有無、尿量等）及び血行動態（血圧、肺動脈楔入圧（PCWP）、混合静脈血酸素飽和度（SvO₂）、心係数（CI）等）等が医師から指示された病状の範囲にあることを確認し、大動脈内バルーンパンピング（IABP）離脱のための補助の頻度の調整を行う。
心囊ドレーンの抜去	医師の指示の下、手順書により、身体所見（排液の性状や量、挿入部の状態、心タンポナーデ症状の有無等）及び検査結果等が医師から指示された病状の範囲にあることを確認し、手術後の出血等の確認や液体等の貯留を予防するために挿入されている状況又は患者の病態が長期にわたって管理され安定している状況において、心囊部へ挿入・留置されているドレーンを抜去する。抜去部は、縫合、結紮閉鎖又は閉塞性ドレッシング剤の貼付を行う。縫合糸で固定されている場合は抜糸を行う。
低圧胸腔内持続吸引器の吸引圧の設定及びその変更	医師の指示の下、手順書により、身体所見（呼吸状態、エアリークの有無、排液の性状や量等）及び検査結果（レントゲン所見等）等が医師から指示された病状の範囲にあることを確認し、吸引圧の設定及びその変更を行う。
胸腔ドレーンの抜去	医師の指示の下、手順書により、身体所見（呼吸状態、エアリークの有無、排液の性状や量、挿入部の状態等）及び検査結果（レントゲン所見等）等が医師から指示された病状の範囲にあることを確認し、手術後の出血等の確認や液体等の貯留を予防するために挿入されている状況又は患者の病態が長期にわたって管理され安定している状況において、胸腔内に挿入・留置されているドレーンを、患者の呼吸を誘導しながら抜去する。抜去部は、縫合又は結紮閉鎖する。縫合糸で固定されている場合は抜糸を行う。
腹腔ドレーンの抜去（腹腔内に留置された穿刺針の抜針を含む。）	医師の指示の下、手順書により、身体所見（排液の性状や量、腹痛の程度、挿入部の状態等）等が医師から指示された病状の範囲にあることを確認し、腹腔内に挿入・留置されているドレーン又は穿刺針を抜去する。抜去部は、縫合、結紮閉鎖又は閉塞性ドレッシング剤の貼付を行う。縫合糸で固定されている場合は抜糸を行う。
胃ろうカテーテル若しくは腸ろうカテーテル又は胃ろうボタンの交換	医師の指示の下、手順書により、身体所見（ろう孔の破たんの有無、接着部や周囲の皮膚の状態、発熱の有無等）等が医師から指示された病状の範囲にあることを確認し、胃ろうカテーテル若しくは腸ろうカテーテル又は胃ろうボタンの交換を行う。
膀胱ろうカテーテルの交換	医師の指示の下、手順書により、身体所見（ろう孔の破たんの有無、接着部や周囲の皮膚の状態、発熱の有無等）等が医師から指示された病状の範囲にあることを確認し、膀胱ろうカテーテルの交換を行う。
中心静脈カテーテルの抜去	医師の指示の下、手順書により、身体所見（発熱の有無、食事摂取量等）及び検査結果等が医師から指示された病状の範囲にあることを確認し、中心静脈に挿入されているカテーテルを引き抜き、止血するとともに、全長が抜去されたことを確認する。抜去部は、縫合、結紮閉鎖又は閉塞性ドレッシング剤の貼付を行う。縫合糸で固定されている場合は抜糸を行う。
末梢留置型中心静脈注射用カテーテルの挿入	医師の指示の下、手順書により、身体所見（末梢血管の状態に基づく末梢静脈点滴実施の困難さ、食事摂取量等）及び検査結果等が医師から指示された病状の範囲にあることを確認し、超音波検査において穿刺静脈を選択し、経皮的に肘静脈又は上腕静脈を穿刺し、末梢留置型中心静脈注射用カテーテル（PICC）を挿入する。

資料

特定行為に係る看護師の研修制度の概要

表 1. 特定行為 38 行為 (つづき)

特定行為	特定行為の概要
褥瘡又は慢性創傷の治療における血流のない壊死組織の除去	医師の指示の下、手順書により、身体所見 (血流のない壊死組織の範囲、肉芽の形成状態、膿や滲出液の有無、褥瘡部周囲の皮膚の発赤の程度、感染徴候の有無等)、検査結果及び使用中の薬剤等が医師から指示された病状の範囲にあることを確認し、鎮痛が担保された状況において、血流のない遊離した壊死組織を滅菌ハサミ (剪刀)、滅菌鑷子等で取り除き、創洗浄、注射針を用いた穿刺による排膿等を行う。出血があった場合は圧迫止血や双極性凝固器による止血処置を行う。
創傷に対する陰圧閉鎖療法	医師の指示の下、手順書により、身体所見 (創部の深さ、創部の分泌物、壊死組織の有無、発赤、腫脹、疼痛等)、血液検査結果及び使用中の薬剤等が医師から指示された病状の範囲にあることを確認し、創面全体を被覆剤で密封し、ドレナージ管を接続し吸引装置の陰圧の設定、モード (連続、間欠吸引) 選択を行う。
創部ドレーンの抜去	医師の指示の下、手順書により、身体所見 (排液の性状や量、挿入部の状態、発熱の有無等) 及び検査結果等が医師から指示された病状の範囲にあることを確認し、創部に挿入・留置されているドレーンを抜去する。抜去部は開放、ガーゼドレナージ又は閉塞性ドレッシング剤の貼付を行う。縫合糸で固定されている場合は抜糸を行う。
直接動脈穿刺法による採血	医師の指示の下、手順書により、身体所見 (呼吸状態、努力呼吸の有無等) 及び検査結果 (経皮的動脈血酸素飽和度 (SpO$_2$) 等) 等が医師から指示された病状の範囲にあることを確認し、経皮的に橈骨動脈、上腕動脈、大腿動脈等を穿刺し、動脈血を採取した後、針を抜き圧迫止血を行う。
橈骨動脈ラインの確保	医師の指示の下、手順書により、身体所見 (呼吸状態、努力呼吸の有無、チアノーゼ等) 及び検査結果 (動脈血液ガス分析、経皮的動脈血酸素飽和度 (SpO$_2$) 等) 等が医師から指示された病状の範囲にあることを確認し、経皮的に橈骨動脈から穿刺し、内套針に動脈血の逆流を確認後に針を進め、最終的に外套のカニューレのみを動脈内に押し進め留置する。
急性血液浄化療法における血液透析器又は血液透析濾過器の操作及び管理	医師の指示の下、手順書により、身体所見 (血圧、体重の変化、心電図モニター所見等)、検査結果 (動脈血液ガス分析、血中尿素窒素 (BUN)、カリウム値等) 及び循環動態等が医師から指示された病状の範囲にあることを確認し、急性血液浄化療法における血液透析器又は血液透析濾過装置の操作及び管理を行う。
持続点滴中の高カロリー輸液の投与量の調整	医師の指示の下、手順書により、身体所見 (食事摂取量、栄養状態等) 及び検査結果等が医師から指示された病状の範囲にあることを確認し、持続点滴中の高カロリー輸液の投与量の調整を行う。
脱水症状に対する輸液による補正	医師の指示の下、手順書により、身体所見 (食事摂取量、皮膚の乾燥の程度、排尿回数、発熱の有無、口渇や倦怠感の程度等) 及び検査結果 (電解質等) 等が医師から指示された病状の範囲にあることを確認し、輸液による補正を行う。
感染徴候がある者に対する薬剤の臨時の投与	医師の指示の下、手順書により、身体所見 (尿混濁の有無、発熱の程度等) 及び検査結果等が医師から指示された病状の範囲にあることを確認し、感染徴候時の薬剤を投与する。
インスリンの投与量の調整	医師の指示の下、手順書 (スライディングスケールは除く) により、身体所見 (口渇、冷汗の程度、食事摂取量等) 及び検査結果 (血糖値等) 等が医師から指示された病状の範囲にあることを確認し、インスリンの投与量の調整を行う。
硬膜外カテーテルによる鎮痛剤の投与及び投与量の調整	医師の指示の下、手順書により、身体所見 (疼痛の程度、嘔気や呼吸困難感の有無、血圧等)、術後経過 (安静度の拡大等) 及び検査結果等が医師から指示された病状の範囲にあることを確認し、硬膜外カテーテルからの鎮痛剤の投与及び投与量の調整を行う (患者自己調節鎮痛法 (PCA) を除く)。
持続点滴中のカテコラミンの投与量の調整	医師の指示の下、手順書により、身体所見 (動悸の有無、尿量、血圧等)、血行動態及び検査結果等が医師から指示された病状の範囲にあることを確認し、持続点滴中のカテコラミン (注射薬) の投与量の調整を行う。
持続点滴中のナトリウム、カリウム又はクロールの投与量の調整	医師の指示の下、手順書により、身体所見 (口渇や倦怠感の程度、不整脈の有無、尿量等) 及び検査結果 (電解質、酸塩基平衡等) 等が医師から指示された病状の範囲にあることを確認し、持続点滴中のナトリウム、カリウム又はクロール (注射薬) の投与量の調整を行う。
持続点滴中の降圧剤の投与量の調整	医師の指示の下、手順書により、身体所見 (意識レベル、尿量の変化、血圧等) 及び検査結果等が医師から指示された病状の範囲にあることを確認し、持続点滴中の降圧剤 (注射薬) の投与量の調整を行う。
持続点滴中の糖質輸液又は電解質輸液の投与量の調整	医師の指示の下、手順書により、身体所見 (食事摂取量、栄養状態、尿量、水分摂取量、不感蒸泄等) 等が医師から指示された病状の範囲にあることを確認し、持続点滴中の糖質輸液、電解質輸液の投与量の調整を行う。
持続点滴中の利尿剤の投与量の調整	医師の指示の下、手順書により、身体所見 (口渇、血圧、尿量、水分摂取量、不感蒸泄等) 及び検査結果 (電解質等) 等が医師から指示された病状の範囲にあることを確認し、持続点滴中の利尿剤 (注射薬) の投与量の調整を行う。
抗けいれん剤の臨時の投与	医師の指示の下、手順書により、身体所見 (発熱の程度、頭痛や嘔吐の有無、発作の様子等) 及び既往の有無等が医師から指示された病状の範囲にあることを確認し、抗けいれん剤 を投与する。
抗精神病薬の臨時の投与	医師の指示の下、手順書により、身体所見 (興奮状態の程度や継続時間、せん妄の有無等) 等が医師から指示された病状の範囲にあることを確認し、抗精神病薬を投与する。
抗不安薬の臨時の投与	医師の指示の下、手順書により、身体所見 (不安の程度や継続時間等) 等が医師から指示された病状の範囲にあることを確認し、抗不安薬を投与する。
抗癌剤その他の薬剤が血管外に漏出したときのステロイド薬の局所注射及び投与量の調整	医師の指示の下、手順書により、身体所見 (穿刺部位の皮膚の発赤や腫脹の程度、疼痛の有無等) 及び漏出した薬剤の量等が医師から指示された病状の範囲にあることを確認し、副腎皮質ステロイド薬 (注射薬) の局所注射及び投与量の調整 を行う。

厚生労働省 「【通知】保健師助産師看護師法第三十七条の二第二項第一号に規定する特定行為及び同項第四号に規定する特定行為研修に関する省令の施行等について」別紙 1 より引用

● 看護師の業務範囲に関する法律の整理

　医事法制上、医行為（当該行為を行うに当たり、医師の医学的判断及び技術をもってするのでなければ人体に危害を及ぼし、又は危害を及ぼすおそれのある行為）について、自身の判断により実施することができるのは医師に限定されている。しかしながら、看護師も医学的判断及び技術に関連する内容を含んだ専門教育を受け、一定の医学的な能力を有していることにかんがみ、一定の医行為（診療の補助）については、その能力の範囲内で実施できるか否かに関する医師の医学的判断を前提として、看護師も実施することができることとされている。

　厚生労働大臣に認定を受けた指定研修機関において、一定の研修を受けたものが、医師の指示（いわゆる手順書）に基づいてできる診療の補助行為である。医行為に近い範疇の診療補助である（**図2**）。

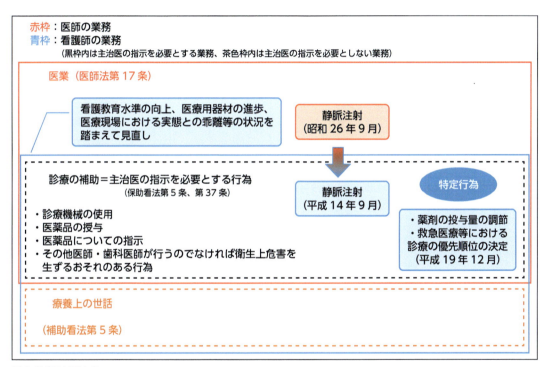

図2. 診療の補助とは
厚生労働省「特定行為に係る看護師の研修制度」より引用

● 特定行為区分とは

　特定行為区分とは、特定行為の区分であって、21区分である（**表2**）。

表2. 特定行為区分21区分38行為

特定行為区分	特定行為	特定行為区分	特定行為
呼吸器（気道確保に係るもの）関連	経口用気管チューブ又は経鼻用気管チューブの位置の調整	創傷管理関連	褥瘡又は慢性創傷の治療における血流のない壊死組織の除去
呼吸器（人工呼吸療法に係るもの）関連	侵襲的陽圧換気の設定の変更		創傷に対する陰圧閉鎖療法
	非侵襲的陽圧換気の設定の変更	創部ドレーン管理関連	創部ドレーンの抜去
	人工呼吸管理がなされている者に対する鎮静薬の投与量の調整	動脈血液ガス分析関連	直接動脈穿刺法による採血
	人工呼吸器からの離脱		橈骨動脈ラインの確保
呼吸器（長期呼吸療法に係るもの）関連	気管カニューレの交換	透析管理関連	急性血液浄化療法における血液透析器又は血液透析濾過器の操作及び管理
循環器関連	一時的ペースメーカの操作及び管理	栄養及び水分管理に係る薬剤投与関連	持続点滴中の高カロリー輸液の投与量の調整
	一時的ペースメーカリードの抜去		脱水症状に対する輸液による補正
	経皮的心肺補助装置の操作及び管理	感染に係る薬剤投与関連	感染徴候がある者に対する薬剤の臨時の投与
	大動脈内バルーンパンピングからの離脱を行うときの補助の頻度の調整	血糖コントロールに係る薬剤投与関連	インスリンの投与量の調整
心嚢ドレーン管理関連	心嚢ドレーンの抜去	術後疼痛管理関連	硬膜外カテーテルによる鎮痛剤の投与及び投与量の調整
胸腔ドレーン管理関連	低圧胸腔内持続吸引器の吸引圧の設定及びその変更	循環動態に係る薬剤投与関連	持続点滴中のカテコラミンの投与量の調整
	胸腔ドレーンの抜去		持続点滴中のナトリウム、カリウム又はクロールの投与量の調整
腹腔ドレーン管理関連	腹腔ドレーンの抜去（腹腔内に留置された穿刺針の抜針を含む）		持続点滴中の降圧剤の投与量の調整
ろう孔管理関連	胃ろうカテーテル若しくは腸ろうカテーテル又は胃ろうボタンの交換		持続点滴中の糖質輸液又は電解質輸液の投与量の調整
	膀胱ろうカテーテルの交換		持続点滴中の利尿剤の投与量の調整
栄養に係るカテーテル管理（中心静脈カテーテル管理）関連	中心静脈カテーテルの抜去	精神及び神経症状に係る薬剤投与関連	抗けいれん剤の臨時の投与
			抗精神病薬の臨時の投与
栄養に係るカテーテル管理（末梢留置型中心静脈注射用カテーテル管理）関連	末梢留置型中心静脈注射用カテーテルの挿入		抗不安薬の臨時の投与
		皮膚損傷に係る薬剤投与関連	抗癌剤その他の薬剤が血管外に漏出したときのステロイド薬の局所注射及び投与量の調整

厚生労働省「【通知】保健師助産師看護師法第三十七条の二第二項第一号に規定する特定行為及び同項第四号に規定する特定行為研修に関する省令の施行等について」別紙2より引用

● 手順書とは

　手順書とは、医師又は歯科医師が看護師に診察の補助を行わせるためにその指示として作成する文書又は電磁的記録であって、次に掲げる事項が定められているものであること（保健師助産師看護師法第37条の2第2項第2号、特定行為研修省令第3条第2項）。

手順書に定めるべき事項

　①看護師に診療の補助を行わせる患者の病状の範囲

　②診療の補助の内容

　③当該手順書に係る特定行為の対象となる患者

　④特定行為を行うときに確認すべき事項

　⑤医療の安全を確保するために医師又は歯科医師との連絡が必要となった場合の連絡体制

　⑥特定行為を行った後の医師又は歯科医師に対する報告の方法

特定行為研修とは

　特定行為研修とは、看護師が手順書により特定行為を行う場合に特に必要とされる実践的な理解力、思考力及び判断力並びに高度かつ専門的な知識及び技能の向上を図るための研修であって、特定行為区分ごとに特定行為研修の基準に適合するものをいう。

● 基本理念

　特定行為研修は、チーム医療のキーパーソンである看護師が、患者及び国民並びに医師又は歯科医師その他医療関係者から期待される役割を十分に担うため、医療安全に配慮し、在宅を含む医療現場において、高度な臨床実践能力を発揮できるよう、自己研鑽を継続する基盤を構築する者でなければならないとされている。

● 特定行為研修の内容

　特定行為研修は、**図3**のような研修により構成される。

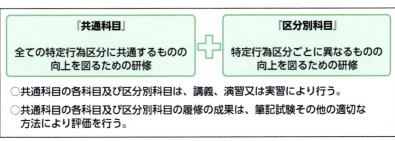

図3. 特定行為研修の内容
厚生労働省医政局看護課看護サービス推進室「看護師の特定行為研修の概要について」より引用

● 共通科目

　共通科目は、看護師が手順書により特定行為を行う場合に特に必要とされる実践的な理解力、思考力及び判断力並びに高度かつ専門的な知識及び技能であって、全ての特定行為区分に共通するものの向上を図るための研修をいう。

共通科目の到達目標

1. 多様な臨床場面において重要な病態の変化や疾患を包括的にいち早くアセスメントする基本的な能力を身につける。
2. 多様な臨床場面において必要な治療を理解し、ケアを導くための基本的な能力を身につける。
3. 多様な臨床場面において患者の安心に配慮しつつ、必要な特定行為を安全に実践する能力を身につける。
4. 問題解決に向けて多職種と効果的に協働する能力を身につける。
5. 自らの看護実践を見直しつつ標準化する能力を身につける。

表 3. 共通科目の内容

科目	学ぶべき事項	時間	方法	評価方法
臨床病態生理学	臨床解剖学、臨床病理学、臨床生理学を学ぶ 1．臨床解剖学 2．臨床病理学 3．臨床生理学	30	講義 演習	筆記試験
臨床推論	臨床診断学、臨床検査学、症候学、臨床疫学を学ぶ 1．診療のプロセス 2．臨床推論（症候学を含む）の理論と演習 3．医療面接の理論と演習・実習 4．各種臨床検査の理論と演習 　心電図／血液検査／尿検査／病理検査／微生物学検査／生理機能検査／その他の検査 5．画像検査の理論と演習 　放射線の影響／単純エックス線検査／超音波検査／CT・MRI/ その他の画像検査 6．臨床疫学の理論と演習	45	講義 演習 実習（医療面接）	筆記試験 各種実習の観察評価
フィジカルアセスメント	身体診察・診断学（演習含む）を学ぶ 1．身体診察基本手技の理論と演習・実習 2．部位別身体診察手技と所見の理論と演習・実習 　全身状態とバイタルサイン／頭頸部／胸部／腹部／四肢・脊柱／泌尿・生殖器／乳房・リンパ節／神経系 3．身体診察の年齢による変化 　小児／高齢者 4．状況に応じた身体診察 　救急医療／在宅医療	45	講義 演習 実習（身体診察手技）	筆記試験 各種実習の観察評価
臨床薬理学	薬剤学、薬理学を学ぶ 1．薬物動態の理論と演習 2．主要薬物の薬理作用・副作用の理論と演習 3．主要薬物の相互作用の理論と演習 4．主要薬物の安全管理と処方の理論と演習 ※年齢による特性（小児／高齢者）を含む	45	講義 演習	筆記試験
疾病・臨床病態概論	主要疾患の臨床診断・治療を学ぶ 主要疾患の病態と臨床診断・治療の概論 循環器系／呼吸器系／消化器系／腎泌尿器系／内分泌・代謝系／免疫・膠原病系／血液・リンパ系／神経系／小児科／産婦人科／精神系／運動器系／感覚器系／感染症／その他	30	講義 演習	筆記試験
	状況に応じた臨床診断・治療を学ぶ 1．救急医療の臨床診断・治療の特性と演習 2．在宅医療の臨床診断・治療の特性と演習	10		
医療安全学	特定行為の実践におけるアセスメント、仮説検証、意思決定、検査・診断過程（理論、演習・実習）を学ぶ中で以下の内容を統合して学ぶ 1．特定行為実践に関連する医療倫理、医療管理、医療安全、ケアの質保証（Quality Care Assurance）を学ぶ 　①医療倫理 　②医療管理 　③医療安全 　④ケアの質保証 2．特定行為研修を修了した看護師のチーム医療における役割発揮のための多職種協働実践（Inter Professional Work（IPW））（他職種との事例検討等の演習を含む）を学ぶ 　①チーム医療の理論と演習 　②チーム医療の事例検討 　③コンサルテーションの方法 　④多職種協働の課題 3．特定行為実践のための関連法規、意思決定支援を学ぶ 　①特定行為関連法規 　②特定行為実践に関連する患者への説明と意思決定支援の理論と演習 4．根拠に基づいて手順書を医師、歯科医師等とともに作成し、実践後、手順書を評価し、見直すプロセスについて学ぶ 　①手順書の位置づけ 　②手順書の作成演習 　③手順書の評価と改良	45	講義 演習 実習（医療安全、チーム医療）	筆記試験 各種実習の観察評価
特定行為実践				
計		250		

厚生労働省「【通知】保健師助産師看護師法第三十七条の二第二項第一号に規定する特定行為及び同項第四号に規定する特定行為研修に関する省令の施行等について」別紙 3、5、7 より引用

● 区分別科目

　区分別科目は、看護師が手順書により特定行為を行う場合に特に必要とされる実践的な理解力、思考力及び判断力並びに高度かつ専門的な知識及び技能の向上を図るための研修であって、特定行為区分ごとに異なるものの向上を図るための研修である。

区分別科目の内容

1. 多様な臨床場面において当該特定行為を行うための知識、技術及び態度の基礎を身につける。
2. 多様な臨床場面において、医師又は歯科医師から手順書による指示を受け、実施の可否の判断、実施及び報告の一連の流れを適切に行うための基礎的な実践能力を身につける。

手順書の作成

　特定行為は診療の補助であり、手順書は、医師の指示の一種である。特定行為の実施に関しては、実施までにその患者を医師が診察したうえで指示を出すものである。

　手順書とは、診療行為の内容のひとつひとつの"手順"が記載されたものではなく、医師又は歯科医師が看護師に診療の補助を行わせるためにその指示として作成する文書（又は電磁的記録）であって、特定行為研修省令で示されている事項を含むものである。

　特定行為は、状況によって、実施に必要な判断や技術の難易度は変わる。それらを示したものである。よって、手順書は物品の準備から手技までのマニュアル等も含め、各研修実施病院での作成が求められる。また、ある特定行為に関する手順書は、患者の病状によって使い分け、病棟、外来、老健、在宅などと場面によって異なる場合もある。そして何よりも看護師の熟達度に応じたものが必要である。

患者の特定

　当該手順書に係る特定行為の対象となる患者とは、当該手順書が適用される患者の一般的な状態を指し、実際に手順書を適用する場面では、医師又は歯科医師が患者を具体的に特定した上で、看護師に対して手順書に特定行為を行うよう指示をする必要がある。

　医師が患者の診察を行い、「患者の特定」を行うところからがスタートである。患者の特定とは、特定行為を行う上での手順書の対象となる患者の一般的な状態であり、必要条件と考える。

病状の範囲

　手順書の対象となる患者の全身および局所の状態であり、特定行為を行う上での十分条件と考える。この状態なら、特定行為を実践してもよいという範囲である。看護師の能力に応じて、範囲を拡大してもよい。範囲外とは、病状が不安定で緊急性がある可能性があり、迅速に主治医、担当医、指導医のいずれかに連絡し、指示内容を報告する必要性がある場合のもの。しかし、状況によっては、緊急性があるからこそ、タイミング良く実施することが望ましい場合がある。こういった状況における行為は「臨時応急の手当」として、手順書から外すことが適切である。

表 4. 区分別科目の内容

区分別科目名	時間（計）	特定行為名	特定行為区分に含まれる特定行為に共通して学ぶべき事項		特定行為ごとに学ぶべき事項		方法	評価方法
			内容	時間	内容	時間		
呼吸器（気道確保に係るもの）関連	9	経口用気管チューブ又は経鼻用気管チューブの位置の調整	1. 気道確保に関する局所解剖 2. 経口用気管チューブ又は経鼻用気管チューブの位置の調整に関する病態生理 3. 経口用気管チューブ又は経鼻用気管チューブの位置の調整に関するフィジカルアセスメント 4. 経口又は経鼻気管挿管の目的 5. 経口又は経鼻気管挿管の適応と禁忌 6. 経口用気管チューブ又は経鼻用気管チューブの種類と適応 7. 経口用気管チューブ又は経鼻用気管チューブによる呼吸管理 8. バックバルブマスク（BVM）を用いた用手換気	4	1. 経口用気管チューブ又は経鼻用気管チューブの位置の調整の目的 2. 経口用気管チューブ又は経鼻用気管チューブの位置の調整の適応と禁忌 3. 経口用気管チューブ又は経鼻用気管チューブの位置の調整に伴うリスク（有害事象とその対策等） 4. 経口用気管チューブ又は経鼻用気管チューブの位置の調整の手技	5	講義実習※	筆記試験実技試験（OSCE）各種実習の観察評価
呼吸器（人工呼吸療法に係るもの）関連	29	侵襲的陽圧換気の設定の変更	1. 人工呼吸療法の目的 2. 人工呼吸療法の適応と禁忌 3. 人工呼吸療法に関する局所解剖 4. 人工呼吸療法を要する主要疾患の病態生理 5. 人工呼吸療法を要する主要疾患のフィジカルアセスメント 6. 人工呼吸器管理の適応と禁忌 7. 人工呼吸器のメカニズム・種類・構造	5	1. 侵襲的陽圧換気の設定の目的 2. 侵襲的陽圧換気の設定条件の変更の適応と禁忌 3. 侵襲的陽圧換気の設定条件の変更に伴うリスク（有害事象とその対策等） 4. 侵襲的陽圧換気の選択と適応 5. 侵襲的陽圧換気の設定条件の変更方法	6	講義演習実習※	筆記試験各種実習の観察評価
		非侵襲的陽圧換気の設定の変更			1. 非侵襲的陽圧換気の目的 2. 非侵襲的陽圧換気の適応と禁忌 3. 非侵襲的陽圧換気の設定条件の変更に伴うリスク（有害事象とその対策等） 4. 非侵襲的陽圧換気の設定条件の選択 5. 非侵襲的陽圧換気の設定条件の変更方法	6		
		人工呼吸管理がなされている者に対する鎮静薬の投与量の調整			1. 人工呼吸管理がなされている者に対する鎮静の目的 2. 人工呼吸管理がなされている者に対する鎮静の適応と禁忌 3. 人工呼吸管理がなされている者に対する鎮静に伴うリスク（有害事象とその対策等） 4. 人工呼吸管理がなされている者に対する鎮静薬の選択と投与量 5. 人工呼吸管理がなされている者に対する鎮静の方法	6		
		人工呼吸器からの離脱			1. 人工呼吸器からの離脱の目的 2. 人工呼吸器からの離脱の適応と禁忌 3. 人工呼吸器からの離脱に伴うリスク（有害事象とその対策等） 4. 人工呼吸器からの離脱の方法	6		

表 4. 区分別科目の内容（つづき）

区分別科目名	時間（計）	特定行為名	特定行為区分に含まれる特定行為に共通して学ぶべき事項 内容	時間	特定行為ごとに学ぶべき事項 内容	時間	方法	評価方法
呼吸器（長期呼吸療法に係るもの）関連	8	気管カニューレの交換	1．気管切開に関する局所解剖 2．気管切開を要する主要疾患の病態生理 3．気管切開を要する主要疾患のフィジカルアセスメント 4．気管切開の目的 5．気管切開の適応と禁忌 6．気管切開に伴うリスク（有害事象とその対策等）	4	1．気管カニューレの適応と禁忌 2．気管カニューレの構造と選択 3．気管カニューレの交換の手技 4．気管カニューレの交換の困難例の種類とその対応	4	講義 実習※	筆記試験 実技試験（OSCE） 各種実習の観察評価
循環器関連	20	一時的ペースメーカの操作・管理	1．一時的ペースメーカ、経皮的心肺補助装置、大動脈内バルーンパンピングに関する局所解剖 2．一時的ペースメーカ、経皮的心肺補助装置、大動脈内バルーンパンピングを要する主要疾患の病態生理 3．一時的ペースメーカ、経皮的心肺補助装置、大動脈内バルーンパンピングを要する主要疾患のフィジカルアセスメント	4	1．一時的ペースメーカの目的 2．一時的ペースメーカの適応と禁忌 3．一時的ペースメーカに伴うリスク（有害事象とその対策等） 4．ペーシング器機の種類とメカニズム 5．ペースメーカのモードの選択と適応 6．一時的ペースメーカの操作及び管理方法 7．患者・家族への指導及び教育	4	講義 演習 実習※	筆記試験 各種実習の観察評価
		一時的ペースメーカリードの抜去			1．一時的ペースメーカリードの抜去の目的 2．一時的ペースメーカリードの抜去の適応と禁忌 3．一時的ペースメーカリードの抜去に伴うリスク（有害事象とその対策等） 4．一時的ペースメーカリードの抜去の方法	4	講義 実習※	
		経皮的心肺補助装置の操作及び管理			1．経皮的心肺補助装置の目的 2．経皮的心肺補助装置の適応と禁忌 3．経皮的心肺補助装置とそのリスク（有害事象とその対策等） 4．経皮的心肺補助装置のメカニズム 5．経皮的心肺補助装置の操作及び管理の方法	4	講義 演習 実習※	
		大動脈内バルーンパンピングからの離脱を行うときの補助の頻度の調整			1．大動脈内バルーンパンピングの目的 2．大動脈内バルーンパンピングの適応と禁忌 3．大動脈内バルーンパンピングに伴うリスク（有害事象とその対策等） 4．大動脈内バルーンパンピングの操作及び管理の方法 5．大動脈内バルーンパンピングからの離脱のための補助の頻度の調整の適応と禁忌 6．大動脈内バルーンパンピングからの離脱のための補助の頻度の調整に伴うリスク（有害事象とその対策等） 7．大動脈内バルーンパンピングからの離脱の操作及び管理の方法	4	講義 演習 実習※	

表 4. 区分別科目の内容（つづき）

区分別科目名	時間（計）	特定行為名	特定行為区分に含まれる特定行為に共通して学ぶべき事項		特定行為ごとに学ぶべき事項		方法	評価方法
			内容	時間	内容	時間		
心嚢ドレーン管理関連	8	心嚢ドレーンの抜去	1．心嚢ドレナージに関する局所解剖 2．心嚢ドレナージを要する主要疾患の病態生理 3．心嚢ドレナージを要する主要疾患のフィジカルアセスメト 4．心嚢ドレナージの目的 5．心嚢ドレナージの適応と禁忌 6．心嚢ドレナージに伴うリスク（有害事象とその対策等）	4	1．心嚢ドレーンの抜去の適応と禁忌 2．心嚢ドレーンの抜去に伴うリスク（有害事象とその対策等） 3．心嚢ドレーンの抜去の方法と手技	4	講義 実習※	筆記試験 各種実習の観察評価
胸腔ドレーン管理関連	13	低圧胸腔内持続吸引器の吸引圧の設定及び設定の変更	1．胸腔ドレナージに関する局所解剖 2．胸腔ドレナージを要する主要疾患の病態生理 3．胸腔ドレナージを要する主要疾患のフィジカルアセスメント 4．胸腔ドレナージの目的 5．胸腔ドレナージの適応と禁忌 6．胸腔ドレナージに伴うリスク（有害事象とその対策等）	5	1．低圧胸腔内持続吸引の適応と禁忌 2．低圧胸腔内持続吸引に伴うリスク（有害事象とその対策等） 3．低圧胸腔内持続吸引器のメカニズムと構造 4．低圧胸腔内持続吸引器の吸引圧の設定及びその変更方法	4	講義 演習 実習※	筆記試験 各種実習の観察評価
		胸腔ドレーンの抜去			1．胸腔ドレーンの抜去の適応と禁忌 2．胸腔ドレーンの抜去に伴うリスク（有害事象とその対策等） 3．胸腔ドレーンの抜去の方法と手技	4	講義 実習※	
腹腔ドレーン管理関連	8	腹腔ドレーンの抜去（腹腔内に留置された穿刺針の抜針を含む）	1．腹腔ドレナージに関する局所解剖 2．腹腔ドレナージを要する主要疾患の病態生理 3．腹腔ドレナージを要する主要疾患のフィジカルアセスメント 4．腹腔ドレナージの目的 5．腹腔ドレナージの適応と禁忌 6．腹腔ドレナージに伴うリスク（有害事象とその対策等）	4	1．腹腔ドレーンの抜去の適応と禁忌 2．腹腔ドレーンの抜去に伴うリスク（有害事象とその対策等） 3．腹腔ドレーンの抜去の方法と手技	4	講義 実習※	筆記試験 各種実習の観察評価

表 4. 区分別科目の内容（つづき）

区分別科目名	時間（計）	特定行為名	特定行為区分に含まれる特定行為に共通して学ぶべき事項 内容	時間	特定行為ごとに学ぶべき事項 内容	時間	方法	評価方法
ろう孔管理関連	22	胃ろうカテーテル若しくは腸ろうカテーテル又は胃ろうボタンの交換	1. 胃ろう、腸ろう及び膀胱ろうに関する局所解剖 2. 胃ろう、腸ろう及び膀胱ろうを要する主要疾患の病態生理 3. 胃ろう、腸ろう及び膀胱ろうを要する主要疾患のフィジカルアセスメント 4. カテーテル留置と患者のQOL 5. カテーテルの感染管理 6. カテーテル留置に必要なスキンケア	10	1. 胃ろう及び腸ろうの目的 2. 胃ろう及び腸ろうの適応と禁忌 3. 胃ろう及び腸ろうに伴うリスク（有害事象とその対策等） 4. 栄養に関する評価 5. 胃ろう造設の意思決定ガイドライン 6. 胃ろう及び腸ろう造設術の種類 7. 胃ろう、腸ろうカテーテル及び胃ろうボタンの種類と特徴 8. 胃ろう、腸ろうカテーテル及び胃ろうボタンの交換の時期 9. 胃ろう、腸ろうカテーテル及び胃ろうボタンの交換の方法	6	講義実習※	筆記試験実技試験（OSCE）各種実習の観察評価
		膀胱ろうカテーテルの交換			1. 膀胱ろうの目的 2. 膀胱ろうの適応と禁忌 3. 膀胱ろうに伴うリスク（有害事象とその対策等） 4. 膀胱ろう造設術 5. 膀胱ろうカテーテルの種類と特徴 6. 膀胱ろうカテーテルの交換の時期 7. 膀胱ろうカテーテルの交換の方法	6		
栄養に係るカテーテル管理（中心静脈カテーテル管理）関連	7	中心静脈カテーテルの抜去	1. 中心静脈カテーテルに関する局所解剖 2. 中心静脈カテーテルを要する主要疾患の病態生理 3. 中心静脈カテーテルを要する主要疾患のフィジカルアセスメント 4. 中心静脈カテーテルの目的 5. 中心静脈カテーテルの適応と禁忌 6. 中心静脈カテーテルに伴うリスク（有害事象とその対策等）	3	1. 中心静脈カテーテルの抜去の適応と禁忌 2. 中心静脈カテーテルの抜去に伴うリスク（有害事象とその対策等） 3. 中心静脈カテーテルの抜去の方法と手技	4	講義実習※	筆記試験各種実習の観察評価
栄養に係るカテーテル管理（末梢留置型中心静脈注射用カテーテル管理）関連	8	末梢留置型中心静脈注射用カテーテルの挿入	1. 末梢留置型中心静脈注射用カテーテルに関する局所解剖 2. 末梢留置型中心静脈注射用カテーテルを要する主要疾患の病態生理 3. 末梢留置型中心静脈注射用カテーテルを要する主要疾患のフィジカルアセスメント 4. 末梢留置型中心静脈注射用カテーテルの目的 5. 末梢留置型中心静脈注射用カテーテルの適応と禁忌 6. 末梢留置型中心静脈注射用カテーテルに伴うリスク（有害事象とその対策等）	3	1. 末梢留置型中心静脈注射用カテーテルの挿入の適応と禁忌 2. 末梢留置型中心静脈注射用カテーテルの挿入に伴うリスク（有害事象とその対策等） 3. 末梢留置型中心静脈注射用カテーテルの挿入の方法と手技	5	講義実習※	筆記試験実技試験（OSCE）各種実習の観察評価

資料

特定行為に係る看護師の研修制度の概要

表 4. 区分別科目の内容（つづき）

区分別科目名	時間（計）	特定行為名	特定行為区分に含まれる特定行為に共通して学ぶべき事項 内容	時間	特定行為ごとに学ぶべき事項 内容	時間	方法	評価方法
創傷管理関連	34	褥瘡又は慢性創傷の治療における血流のない壊死組織の除去	1. 皮膚、皮下組織（骨を含む）に関する局所解剖 2. 主要な基礎疾患の管理 3. 全身・局所のフィジカルアセスメント 4. 慢性創傷の種類と病態 5. 褥瘡の分類、アセスメント・評価 6. 治癒のアセスメントとモニタリング（創傷治癒過程、TIME理論等） 7. リスクアセスメント 8. 褥瘡及び創傷治癒と栄養管理 9. 褥瘡及び創傷治癒と体圧分散 10. 褥瘡及び創傷治癒と排泄管理 11. DESIGN-Rに基づいた治療指針 12. 褥瘡及び創傷の診療のアルゴリズム 13. 感染のアセスメント 14. 褥瘡の治癒のステージ別局所療法 15. 下肢創傷のアセスメント 16. 下肢創傷の病態別治療 17. 創部哆開創のアセスメントと治療	12	1. 褥瘡及び慢性創傷の治療における血流のない壊死組織の除去の目的 2. 褥瘡及び慢性創傷の治療における血流のない壊死組織の除去の適応と禁忌 3. 褥瘡及び慢性創傷の治療における血流のない壊死組織の除去に伴うリスク（有害事象とその対策等） 4. DESIGN-Rに準拠した壊死組織の除去の判断 5. 全身状態の評価と除去の適性判断（タンパク量、感染リスク等） 6. 壊死組織と健常組織の境界判断 7. 褥瘡及び慢性創傷の治療における血流のない壊死組織の除去の方法 8. 褥瘡及び慢性創傷の治療における血流のない壊死組織の除去に伴う出血の止血方法	14	講義実習※	筆記試験実技試験（OSCE）各種実習の観察評価
		創傷に対する陰圧閉鎖療法			1. 創傷に対する陰圧閉鎖療法の種類と目的 2. 創傷に対する陰圧閉鎖療法の適応と禁忌 3. 創傷に対する陰圧閉鎖療法に伴うリスク（有害事象とその対策等） 4. 物理的療法の原理 5. 創傷に対する陰圧閉鎖療法の方法 6. 創傷に対する陰圧閉鎖療法に伴う出血の止血方法	8		筆記試験各種実習の観察評価
創部ドレーン管理関連	5	創部ドレーンの抜去	1. 創部ドレナージに関する局所解剖 2. 創部ドレナージを要する主要疾患の病態生理 3. 創部ドレナージを要する主要疾患のフィジカルアセスメント 4. 創部ドレナージの目的 5. 創部ドレナージの適応と禁忌 6. 創部ドレナージに伴うリスク（有害事象とその対策等）	2	1. 創部ドレーンの抜去の適応と禁忌 2. 創部ドレーンの抜去に伴うリスク（有害事象とその対策） 3. 創部ドレーンの抜去の方法と手技	3	講義実習※	筆記試験各種実習の観察評価
動脈血液ガス分析関連	13	直接動脈穿刺法による採血	1. 動脈穿刺法に関する局所解剖 2. 動脈穿刺法に関するフィジカルアセスメント 3. 超音波検査による動脈と静脈の見分け方 4. 動脈血採取が必要となる検査 5. 動脈血液ガス分析が必要となる主要疾患とその病態	5	1. 直接動脈穿刺法による採血の目的 2. 直接動脈穿刺法による採血の適応と禁忌 3. 穿刺部位と穿刺に伴うリスク（有害事象とその対策等） 4. 患者に適した穿刺部位の選択 5. 直接動脈穿刺法による採血の手技	4	講義実習※	筆記試験実技試験（OSCE）各種実習の観察評価
		橈骨動脈ラインの確保			1. 動脈ラインの確保の目的 2. 動脈ラインの確保の適応と禁忌 3. 穿刺部位と穿刺及び留置に伴うリスク（有害事象とその対策等） 4. 患者に適した穿刺及び留置部位の選択 5. 橈骨動脈ラインの確保の手技	4		

表 4. 区分別科目の内容（つづき）

区分別科目名	時間（計）	特定行為名	特定行為区分に含まれる特定行為に共通して学ぶべき事項		特定行為ごとに学ぶべき事項		方法	評価方法
			内容	時間	内容	時間		
透析管理関連	11	急性血液浄化療法における血液透析器又は血液透析濾過器の操作及び管理	1. 血液透析器及び血液透析濾過器のメカニズムと種類、構造 2. 血液透析及び血液透析濾過の方法の選択と適応 3. 血液透析器及び血液透析濾過器の操作及び管理の方法	4	1. 急性血液浄化療法に関する局所解剖 2. 急性血液浄化療法を要する主要疾患の病態生理 3. 急性血液浄化療法を要する主要疾患のフィジカルアセスメント 4. 急性血液浄化療法における透析の目的 5. 急性血液浄化療法に係る透析の適応と禁忌 6. 急性血液浄化療法に伴うリスク（有害事象とその対策等）	7	講義 演習 実習※	筆記試験 各種実習の観察評価
栄養及び水分管理に係る薬剤投与関連	16	持続点滴中の高カロリー輸液の投与量の調整	1. 循環動態に関する局所解剖 2. 循環動態に関する主要症候 3. 脱水や低栄養状態に関する主要症候 4. 輸液療法の目的と種類 5. 病態に応じた輸液療法の適応と禁忌 6. 輸液時に必要な検査 7. 輸液療法の計画	6	1. 低栄養状態に関する局所解剖 2. 低栄養状態の原因と病態生理 3. 低栄養状態に関するフィジカルアセスメント 4. 低栄養状態に関する検査 5. 高カロリー輸液の種類と臨床薬理 6. 高カロリー輸液の適応と使用方法 7. 高カロリー輸液の副作用と評価 8. 高カロリー輸液の判断基準（ペーパーシミュレーションを含む） 9. 低栄養状態の判断と高カロリー輸液のリスク（有害事象とその対策等） 10. 高カロリー輸液に関する栄養学	5	講義 演習 実習※	筆記試験 各種実習の観察評価
		脱水症状に対する輸液による補正			1. 脱水症状に関する局所解剖 2. 脱水症状の原因と病態生理 3. 脱水症状に関するフィジカルアセスメント 4. 脱水症状に関する検査 5. 脱水症状に対する輸液による補正に必要な輸液の種類と臨床薬理 6. 脱水症状に対する輸液による補正の適応と使用方法 7. 脱水症状に対する輸液による補正の副作用 8. 脱水症状に対する輸液による補正の判断基準（ペーパーシミュレーションを含む） 9. 脱水症状の程度の判断と輸液による補正のリスク（有害事象とその対策等）	5		

表 4. 区分別科目の内容（つづき）

区分別科目名	時間（計）	特定行為名	特定行為区分に含まれる特定行為に共通して学ぶべき事項		特定行為ごとに学ぶべき事項		方法	評価方法
			内容	時間	内容	時間		
感染に係る薬剤投与関連	29	感染徴候がある者に対する薬剤の臨時の投与	1. 感染症の病態生理 2. 感染症の主要症候と主要疾患 3. 感染症の診断方法 4. 主要感染症の診断方法 5. 主要疾患のフィジカルアセスメント	15	1. 抗生剤の種類と臨床薬理 2. 各種抗生剤の適応と使用方法 3. 各種抗生剤の副作用 4. 感染徴候がある者に対し使用するその他の薬剤の種類と臨床薬理 5. 感染徴候がある者に対し使用するその他の各種薬剤の適応と使用方法 6. 感染徴候がある者に対し使用するその他の各種薬剤の副作用 7. 病態に応じた感染徴候がある者に対する薬剤投与の判断基準（ペーパーシミュレーションを含む） 8. 感染徴候がある者に対する薬剤投与のリスク（有害事象とその対策等）	14	講義 演習 実習※	筆記試験 各種実習の観察評価
血糖コントロールに係る薬剤投与関連	16	インスリンの投与量の調整	1. 糖尿病とインスリン療法に関する局所解剖 2. 糖尿病とインスリン療法に関する病態生理 3. 糖尿病とインスリン療法に関するフィジカルアセスメント 4. インスリン療法の目的 5. 糖尿病とインスリン療法に関する検査（インスリン療法の導入基準を含む） 6. インスリン製剤の種類と臨床薬理 7. 各種インスリン製剤の適応と使用方法 8. 各種インスリン製剤の副作用	6	1. 病態に応じたインスリン製剤の調整の判断基準（ペーパーシミュレーションを含む） 2. 病態に応じたインスリンの投与量の調整のリスク（有害事象とその対策等） 3. 外来でのインスリン療法と入院の適応 4. インスリン療法に関する患者への説明	10	講義 演習 実習※	筆記試験 各種実習の観察評価
術後疼痛管理関連	8	硬膜外カテーテルによる鎮痛剤の投与及び投与量の調整	1. 硬膜外麻酔に関する局所解剖 2. 硬膜外麻酔を要する主要疾患の病態生理 3. 硬膜外麻酔を要する主要疾患のフィジカルアセスメント 4. 硬膜外麻酔の目的 5. 硬膜外麻酔の適応と禁忌 6. 硬膜外麻酔に伴うリスク（有害事象とその対策等）	4	1. 硬膜外麻酔薬の選択と投与量 2. 硬膜外カテーテルによる鎮痛剤の投与及び投与量の調整の方法	4	講義 演習 実習※	筆記試験 各種実習の観察評価

表 4. 区分別科目の内容（つづき）

区分別科目名	時間（計）	特定行為名	特定行為区分に含まれる特定行為に共通して学ぶべき事項		特定行為ごとに学ぶべき事項		方法	評価方法
			内容	時間	内容	時間		
循環動態に係る薬剤投与関連	28	持続点滴中のカテコラミンの投与量の調整	1．循環動態に関する局所解剖 2．循環動態に関する主要症候 3．循環動態の薬物療法を必要とする主要疾患の病態生理 4．循環動態の薬物療法を必要とする主要疾患のフィジカルアセスメント 5．輸液療法の目的と種類 6．病態に応じた輸液療法の適応と禁忌 7．輸液時に必要な検査 8．輸液療法の計画	8	1．カテコラミン製剤の種類と臨床薬理 2．各種カテコラミン製剤の適応と使用方法 3．各種カテコラミン製剤の副作用 4．病態に応じたカテコラミンの投与量の調整の判断基準（ペーパーシミュレーションを含む） 5．持続点滴中のカテコラミンの投与量の調整のリスク（有害事象とその対策等）	4	講義演習実習※	筆記試験各種実習の観察評価
		持続点滴中のナトリウム、カリウム又はクロールの投与量の調整			1．持続点滴によるナトリウム、カリウム又はクロールの投与の臨床薬理 2．持続点滴によるナトリウム、カリウム又はクロールの投与の適応と使用方法 3．持続点滴によるナトリウム、カリウム又はクロールの投与の副作用 4．病態に応じた持続点滴によるナトリウム、カリウム又はクロールの投与の調整の判断基準（ペーパーシミュレーションを含む） 5．持続点滴中のナトリウム、カリウム又はクロールの投与量の調整のリスク（有害事象とその対策等）	4		
		持続点滴中の降圧剤の投与量の調整			1．降圧剤の種類と臨床薬理 2．各種降圧剤の適応と使用方法 3．各種降圧剤の副作用 4．病態に応じた降圧剤の投与量の調整の判断基準（ペーパーシミュレーションを含む） 5．持続点滴中の降圧剤の投与量の調整のリスク（有害事象とその対策等）	4		
		持続点滴中の糖質輸液又は電解質輸液の投与量の調整			1．糖質輸液、電解質輸液の種類と臨床薬理 2．各種糖質輸液、電解質輸液の適応と使用方法 3．各種糖質輸液、電解質輸液の副作用 4．病態に応じた糖質輸液、電解質輸液の調整の判断基準（ペーパーシミュレーションを含む） 5．持続点滴中の糖質輸液、電解質輸液の投与量の調整のリスク（有害事象とその対策等）	4		
		持続点滴中の利尿剤の投与量の調整			1．利尿剤の種類と臨床薬理 2．各種利尿剤の適応と使用方法 3．各種利尿剤の副作用 4．病態に応じた利尿剤の調整の判断基準（ペーパーシミュレーションを含む） 5．持続点滴中の利尿剤の投与量の調整のリスク（有害事象とその対策等）	4		

表 4. 区分別科目の内容（つづき）

区分別科目名	時間（計）	特定行為名	特定行為区分に含まれる特定行為に共通して学ぶべき事項		特定行為ごとに学ぶべき事項		方法	評価方法
			内容	時間	内容	時間		
精神及び神経症状に係る薬剤投与関連	26	抗けいれん剤の臨時の投与	1. 精神・神経系の局所解剖 2. 神経学的主要症候 3. 精神医学的主要症候 4. 主要な神経疾患と病態生理 5. 主要な精神疾患と病態生理 6. 主要な神経疾患のフィジカルアセスメント 7. 主要な精神疾患の面接所見 8. 神経学的検査 9. 心理・精神機能検査 10. 精神・神経系の臨床薬理（副作用、耐性と依存性を含む）	8	1. けいれんの原因・病態生理 2. けいれんの症状・診断 3. 抗けいれん剤の種類と臨床薬理 4. 各種抗けいれん剤の適応と使用方法 5. 各種抗けいれん剤の副作用 6. 病態に応じた抗けいれん剤の投与の判断基準（ペーパーシミュレーションを含む） 7. 抗けいれん剤の投与のリスク（有害事象とその対策等）	6	講義 演習 実習※	筆記試験 各種実習の観察評価
		抗精神病薬の臨時の投与			1. 統合失調症の原因・病態生理 2. 統合失調症の症状・診断 3. 抗精神病薬の種類と臨床薬理 4. 各種抗精神病薬の適応と使用方法 5. 各種抗精神病薬の副作用 6. 病態に応じた抗精神病薬の投与とその判断基準（ペーパーシミュレーションを含む） 7. 抗精神病薬の投与のリスク（有害事象とその対策等）	6		
		抗不安薬の臨時の投与			1. 不安障害の原因・病態生理 2. 不安障害の症状・診断 3. 抗不安薬の種類と臨床薬理 4. 各種抗不安薬の適応と使用方法 5. 各種抗不安薬の副作用 6. 病態に応じた抗不安薬の投与の判断基準（ペーパーシミュレーションを含む） 7. 抗不安薬の投与のリスク（有害事象とその対策等）	6		
皮膚損傷に係る薬剤投与関連	17	抗癌剤その他の薬剤が血管外に漏出したときのステロイド薬の局所注射及び投与量の調整	1. 抗癌剤の種類と臨床薬理 2. 各種抗癌剤の適応と使用方法 3. 各種抗癌剤の副作用 4. ステロイド剤の種類と臨床薬理 5. ステロイド剤の副作用	11	1. 抗癌剤その他の薬剤が血管外に漏出したときの病態生理 2. 抗癌剤その他の薬剤が血管外に漏出したときの症状と診断（ペーパーシミュレーションを含む） 3. 抗癌剤その他の薬剤が血管外に漏出したときのステロイド薬の局所注射の適応と使用方法及び投与量の調整	6	講義 演習 実習※	筆記試験 各種実習の観察評価

（注）「実習※」は、患者に対する実技を含めること。
厚生労働省【通知】保健師助産師看護師法第三十七条の二第二項第一号に規定する特定行為及び同項第四号に規定する特定行為研修に関する省令の施行等について」別紙 4、5、7 より引用

診療の補助の内容

特定行為の名称そのものである。病院で行う手技の手順（準備から片づけまで）ではない。手順書の補足として作成することが望ましい。

確認すべき事項

特定行為開始の実施前、実習中、実施後（直後と少し時間が経ってから）に確認すべき事項である。実施前の確認は、病状の範囲と合致しているのか確認されるものであるので、記載の重複は避け、「実施中」「実施後」に特定行為の効果の有無、合併症の有無などを確認する。

連絡体制

各医療現場で、時間帯による緊急時の対応方法（電話番号等）をあらかじめ決めておく。また、電話を受ける医師間の情報共有、申し送りも重要である。

報告方法

診療録への速やかな記載は不可欠である。それ以外の報告方法とタイミングを決めておく。

看護師の特定行為研修制度の見直しについて（図４）

看護師の特定行為に係る研修制度については、地域における医療及び介護の総合的な確保を推進するための関係法律の整備等に関する法律（平成 26 年法律第 83 号）附則第 2 条第 4 項の「この法律の公布後五年を目途として、その施行の状況等を勘案し、必要があると認めるときは、所要の見直しを行うこと」との規定を踏まえ、医道審議会保健師助産師看護師分科会看護師特定行為・研修部会において、見直しについて検討された。

現在の特定行為研修制度の現状を踏まえ、さらなる制度の普及、特定行為研修修了者を確保するため、看護師が受講しやすい研修内容のあり方について、研修内容の精錬化による研修時間数が短縮できるよう、実施頻度が高い特定行為を領域別にパッケージ化することとなった。パッケージ化された「在宅・慢性期領域」「外科術後病棟管理領域」「術中麻酔管理領域」の３つの領域は、平成 31 年 4 月に「領域別パッケージ研修」として、それぞれ行われるようになった。

令和元年 10 月には、領域別パッケージ研修に「救急領域」が追加された。さらに、令和 2 年 3 月に「外科系基本領域」、令和 2 年 10 月には「集中治療領域」が追加された。

引用文献

1. 平成 27 年 3 月 17 日　厚生労働省医政局長発出　医政発第 0317 第 1 号　【通知】保健師助産師看護師法第三十七条の二第二項第一号に規定する特定行為及び同項第四号に規定する特定行為研修に関する省令の施行等について（最終改正令和 2 年 10 月 30 日）
2. 平成 28 年 2 月 公益社団法人　全日本病院協会（看護師特定行為研修検討プロジェクト委員会）特定行為に係る手順書例集

特定行為研修制度のパッケージ化によるタスクシフトについて（図4）

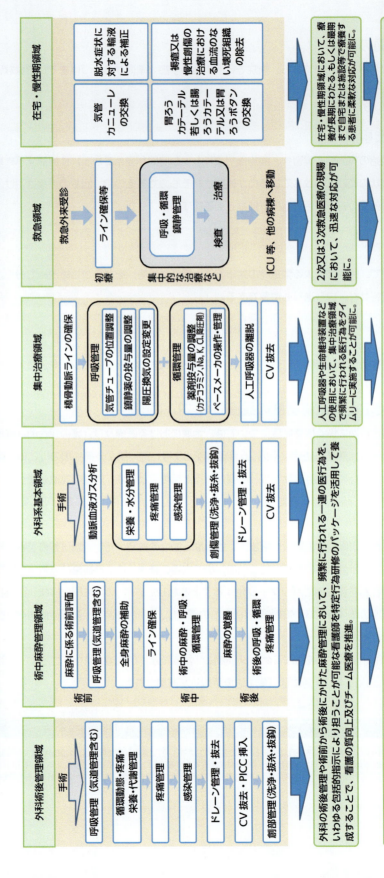

100

MEMO

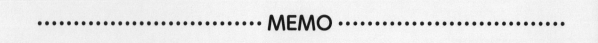

MEMO

看護師特定行為区分別科目研修テキスト
血糖コントロールに係る薬剤投与関連

2018年12月 5 日発行　第1版第1刷©
2022年 9 月10日発行　第1版第3刷

制　作　一般社団法人地域医療機能推進学会（JCHS）
監　修　独立行政法人地域医療機能推進機構（JCHO）
企　画　独立行政法人地域医療機能推進機構本部
　　　　企画経営部患者サービス推進課
発行者　長谷川 翔
発行所　株式会社メディカ出版
　　　　〒532-8588
　　　　大阪市淀川区宮原 3 - 4 - 30
　　　　ニッセイ新大阪ビル16F
　　　　https://www.medica.co.jp/
編集担当　中島亜衣
組　版　株式会社明昌堂
装　幀　株式会社ウイル・コーポレーション
本文イラスト　福井典子
印刷・製本　株式会社ウイル・コーポレーション

本書の複製権・翻訳権・翻案権・上映権・譲渡権・公衆送信権（送信可能化権を含む）は、（株）メディカ出版が
保有します。

ISBN978-4-8404-6586-1　　　　　　　　　　　　　　　　Printed and bound in Japan

当社出版物に関する各種お問い合わせ先（受付時間：平日 9 ：00 ～ 17 ：00）
●編集内容については、編集局 06-6398-5048
●ご注文・不良品（乱丁・落丁）については、お客様センター 0120-276-115